股関節痛は、原因と炎症の
ピークを知れば怖くない！

股関節は もっともっと 長持ちする

松本正彦
股関節専門・松本深圧院
理学療法士

ワニ・プラス

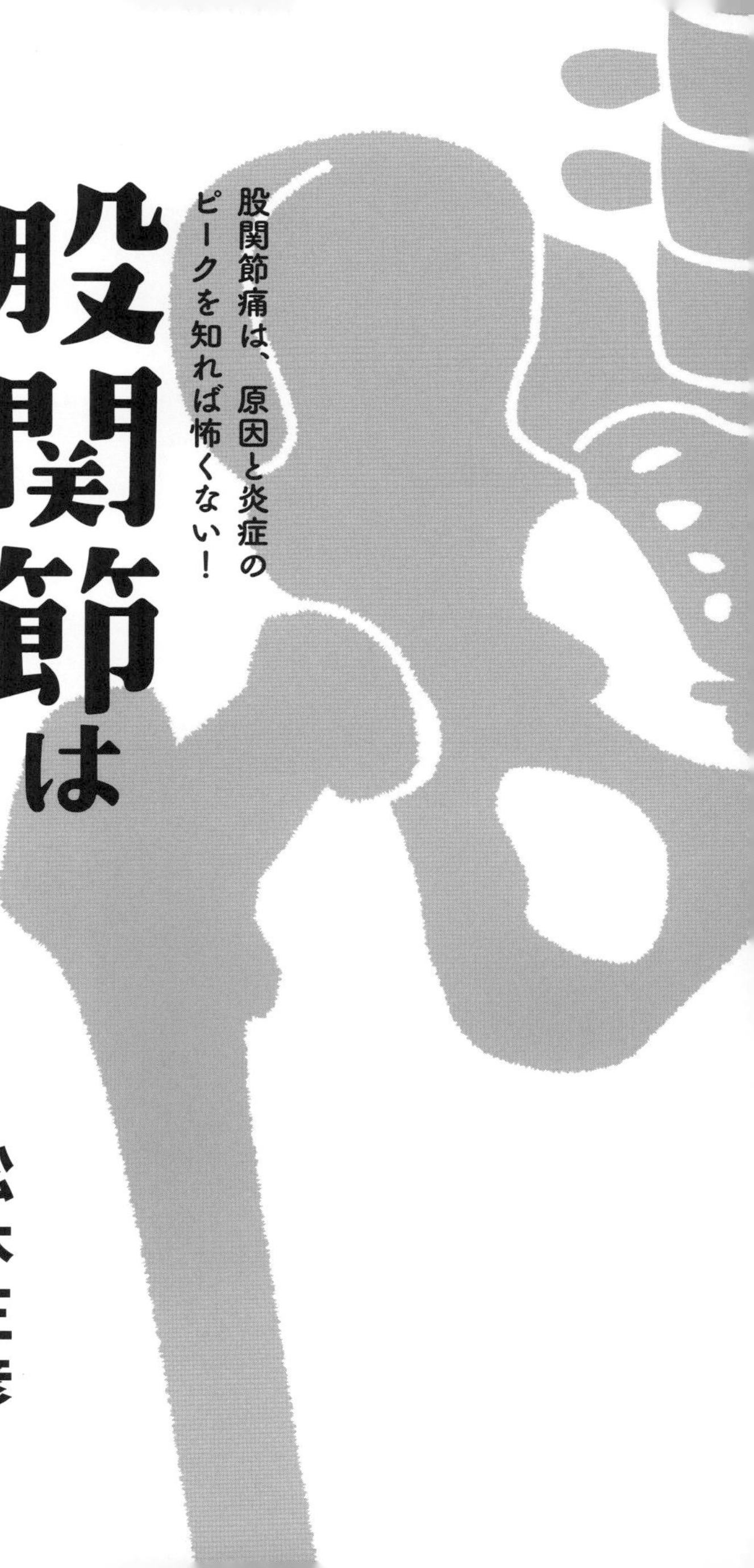

はじめに

変形性股関節症は一般に言われているほど怖くない病気であり、この病気に関する「常識」には間違いがたくさんあることを、前著『股関節痛は怖くない！』（２０１０年／ワニブックス刊）に書きました。

前著から４年近くが経ち、この間にさらに多くの知見が得られましたので、前著を基盤として皆さんの股関節を長持ちさせる方法をもっと理解しやすく説明するためにあらためて筆をとりました。

股関節痛がひどくなっている方がご自分で納得したうえで手術を受けられることに、私は大賛成です。しかし、手術までの過程には問題があると考えています。手術までの過程での対処の仕方によっては、確実に手術を回避できる方がいます。また、股関節痛もいつまでも続くものではありません。

実は、**股関節痛の原因は骨でも軟骨でもありません**。そして、**変形性股関節症は症状がどんどん進行する進行性の病気ではないのです！**

日本整形外科学会のウェブサイトでは、変形性股関節症の症状について次のように説明しています。

「股関節症の主な症状は、関節の痛みと機能障害です。股関節は鼠径《そけい》部（脚の付け根）にあるので、最初は立ち上がりや歩き始めに脚の付け根に痛みを感じます。関節症が進行すると、その痛みが強くなり、場合によっては持続痛（常に痛む）や夜間痛（夜寝ていても痛む）に悩まされることになります。一方日常生活では、足の爪切りがやりにくくなったり、靴下が履《は》きにくくなったり、和式トイレ使用や正座が困難になります。また長い時間立ったり歩いたりすることがつらくなりますので、台所仕事などの主婦労働に支障を来たします。階段や車・バスの乗り降りも手すりが必要になります」

この内容に嘘はないと思います。しかし、股関節痛の原因を骨と軟骨だけに求める考え方には間違いがあります。骨や軟骨の変形が股関節痛の原因と考えると、その変形を正すことしか治療の選択肢がなくなりますし、レントゲン写真には写らない軟部組織への治療が行われません。

また、「関節症が進行すると……」という説明があります。しかし、「進行性」とは書かれていませんし、「関節症が進行すると……」と考えるなら、**目の前にいる股関節痛を訴える患者の症状の進行を止めようとする努力が、診察時や手術の前にあるべき**です。

ところが、病院の診察場面では、担当医師がレントゲン写真を見ながら「どんどん悪くなる」「進行性の病気だから」「治療法は手術しかない」と説明することが多く、患者に大きな絶望感や不安感を与えたうえに、股関節痛を放置してしまっているのです。

人体は軟骨と骨だけでできているのではなく、レントゲン写真に写らない軟部組織（股関節を包んでいる関節包《かんせつほう》、股関節が外れないようにガッチリと守ってくれている靭帯《じんたい》、股関節への衝撃を吸収する22本の筋肉）のほうが圧倒的に多いにもかかわらず、骨や軟骨だけを見て変形性股関節症の程度が判断されています。

私は、主に骨や軟骨の状態を診て診察や治療を行う診療方法を**「骨主体診療」**と呼んでいます。現在の整形外科診療では、この骨主体診療が主流です。股関節専門の病院になればなるほど、その傾向は強いように感じます。

変形性股関節症がどのような経過を示すのかという「病期」について、骨主体診療では、**「前期→初期→進行期→末期」**と説明されます。

図1　変形性股関節症の病期

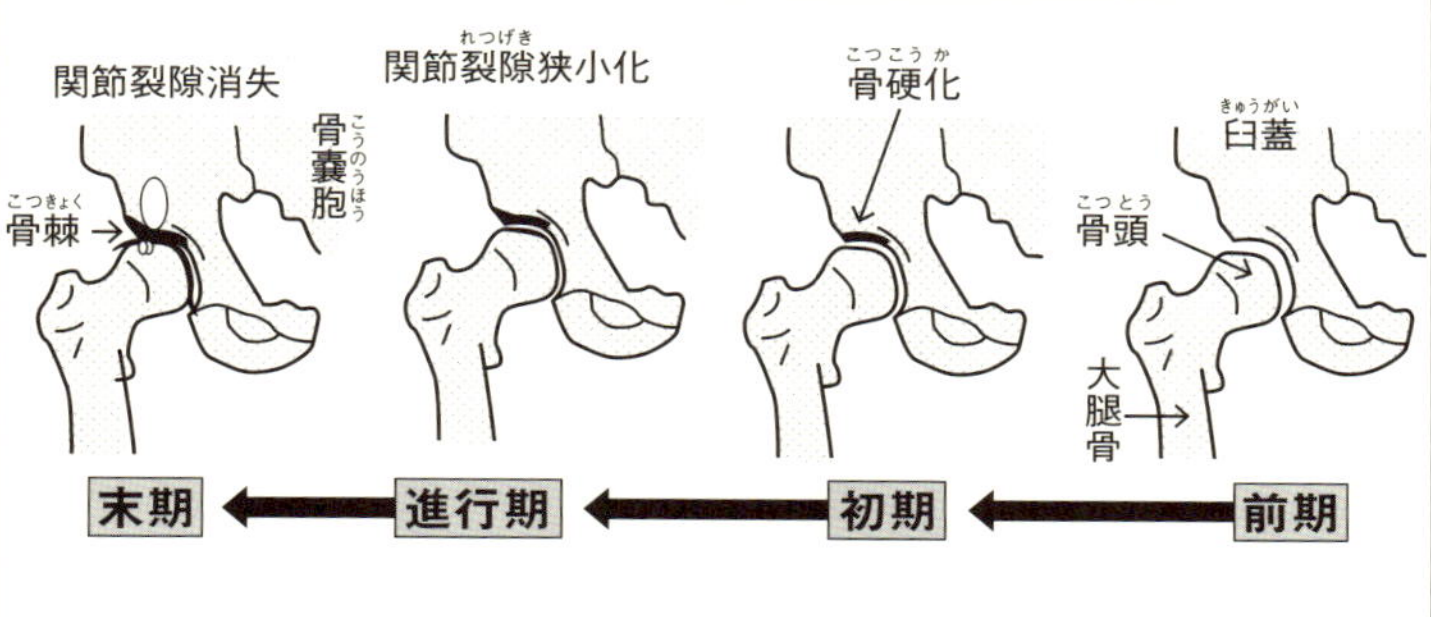

前著では、骨主体診療に沿うかたちで新しい病期の考え方を提唱しました。それは、「**前期→初期→修復期→安定期**」です。

骨や軟骨も栄養を得て生きており、他の臓器同様に自己治癒《ちゆ》力を持っているので、進行期ではなく修復期、末期ではなく安定期と考えます。骨や軟骨の持つ自己治癒力は、原則的に皆さんの体が楽になるように働きます。したがって、骨や軟骨は変形が進行しているのではなく、修復しようとしているのです。

また、末期ではなく安定期になります。安定期になると、変形はあっても股関節自体が安定するので、股関節痛は徐々に改善に向かいます。

本書では、さらに新しい考え方である「**炎症の山**」理論を皆さんにお届けしたいと思っています。骨主体診療とは視点が異なる「**炎症主体診療**」の視点で、変形性股関節症をご説明していく、これまでにない1冊となるはずです。実を言うと決して新しい考え方ではありませんが、股関節に関しては炎症を主体として書いている本がなかなかないので、まったく新しい理論ということにしておきましょう。

今日から、変形性股関節症という病名はもう忘れましょう。そして、一時的に股関節に炎症が起きていると考えましょう。さらに言えば、**「変形性股関節症」という病気はこの世に存在しないのです！　変形性股関節症ではなく、「股関節炎」なのです！**「変形」という言葉が付いてしまうと、どうしても骨や軟骨だけに目がいってしまいます。

この考え方で行う炎症主体診療とは、炎症と炎症の影響を強く受ける筋肉の状態を診て診察や治療を行うもので、病期を**「炎症前期→炎症最大期→炎症後期」**と考えます。

図2で示しましたが、変形性股関節症という病気、そしてその痛みは、右肩上がりの直線的な経過を示すのではなく、**炎症のピークを迎えた後はやがて改善傾向を示し、炎症の経過と連動した放物線を示します。**したがって、**変形性股関節症は進行性の病気ではないのです。**変形性股関節症の経過が、右肩上がりの直線的な悪化を示すのであれば、「進行性」「進行する」と説明しても間違いではありません。しかし現実には、炎症のピークを迎えた後はどんどん改善するのです。

図2　炎症主体で考える変形性股関節症の経過

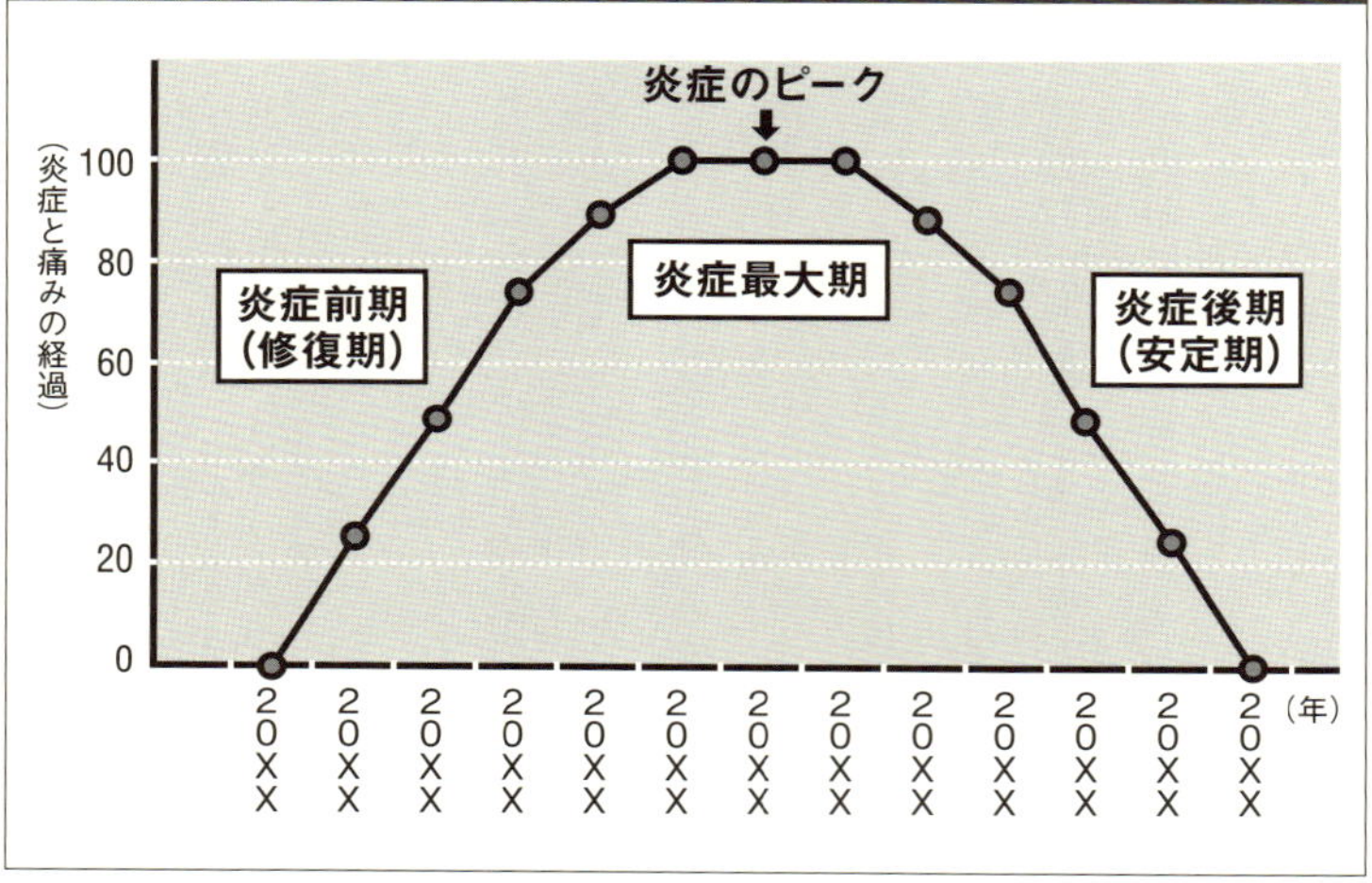

いくら時間がかかっても、この炎症の山を登り炎症のピークを越えてやる！　というお考えの方は、炎症のピークの向こうにある光を信じてこの病気と付き合う、これも正解のひとつです。そんな炎症の山なんて登っていられない、登っている時間がない、登る環境にないという方は手術を選択してこの病気と付き合う、これも正解のひとつです。

この股関節炎との付き合い方には正解がいくつもあります。それは、皆さんの生き方によって決まります。私は、皆さんが必要とするなら一生お付き合いしますと患者には話していますし、その覚悟を持っています。この病気は経過の長い病気ですので、治療側も長い経過を共にしなければなりません。お互いにそのような覚悟がないと、納得した人生にならないと思うのです。

炎症を調べるためには触診や、患者の股関節を動かしたり痛みの経過を追うなどの診察が不可欠になりますが、整形外科診療の現状ではこのような診察が欠けています。**股関節という局所に起こる炎症はレントゲン写真には写らないし、血液検査でも異常が出ないか**らです。その結果、治療の選択肢を少なくしていると私は考えています。**炎症の経過を理解して、炎症の影響を受けやすい筋肉の状態を理解できれば、多くの治療法があることに気づくでしょう。**その結果、皆さんが自分の股関節を理論的に長持ちさせることが可能になるのです。

近年は人工股関節手術の進歩もあり、人工股関節手術件数が２００１年には２万５３００件だったのが、２０１１年には４万４１００件と劇的に増え、この10年でほぼ倍増しています。

人工股関節手術によって皆さんのＱＯＬ（Quality Of Life＝人生や生活の質）が改善するのであれば、それは素晴らしいことです。私もこれまでに、手術を受けてＱＯＬがかなり改善した方々に多く出会ってきましたので、手術には基本的に大賛成です。前記したように、私が納得のいかない部分は手術までの過程、そして手術後のケア方法なのです。
骨や軟骨の状態だけで手術を勧められた方の中には、手術を受けなくてもほぼ普通の生活ができている方もいらっしゃいます。何のために手術を勧められたのでしょうか。また、手術が成功して、その後の経過が良い方は、後は人工股関節を長持ちさせなくてはなりませんが、骨主体診療では〝運〟任せにならざるを得ません。手術の後は筋力トレーニングをしていれば良い、長持ちさせるために足をかばって負担をかけないほうが良いと説明されることが多いですが、どちらも逆効果になる可能性があります。

もう、〝運〟に頼る診療は終わりにしましょう。

人工股関節の手術を受けられた方に限ったことではなく、自骨手術後の方や未手術の方を含めた多くの患者さんの唯一そして究極の目標は、股関節を長持ちさせることです。

変形性股関節症に対する炎症主体診療の考え方をご理解いただき、変形性股関節症という病気に正しいかたちで立ち向かっていただければ、皆さんの股関節は長持ちさせることができるものと思っています。本書が、股関節を長持ちさせたい皆さんのお役に立てましたら幸いです。

目次

はじめに……3

第1章　骨主体診療の問題点

変形があるのに痛みがない患者……20
神経のない骨や軟骨に原因を求めるのは間違い……27
骨主体診療では痛みの原因が見つけられない……28
痛みを感じる組織はレントゲン写真に写らない……31
レントゲン検査時の注意点……33
放置診療反対！……37
手術数が多いから名医か？……40

第2章　炎症主体診療と股関節痛の正体

炎症主体診療の考え方と「股関節痛」の正体 44
股関節痛は「筋肉痛」 49
股関節痛の原因の鑑別法 53
炎症の後遺症としての筋肉痛 55
痛みは関節包の内側か外側か 61
股関節の炎症にステロイド剤を使う意義 64
炎症が骨や軟骨を変形させる 71
炎症は見つけにくい 73
足首の捻挫や五十肩と股関節症の経過は同じ 77
慢性関節リウマチとの共通点 80
大腿骨頭壊死の正体も「炎症」 81
ペルテス病の痛みの原因も変形ではない 86
ヘバーデン結節の経過が証明すること 88
炎症が取れたら筋肉は取り返せる！ 90

第3章 「炎症の山」の乗り越え方

山の向こうに希望あり！……96
炎症前期の過ごし方……100
筋力低下はあってもいい！……104
炎症最大期の過ごし方……106
炎症後期の過ごし方……107
炎症の山と能力の谷……112
「炎症の山」を乗り越えた方たち……114
私の腰痛経験……133
コラム 赤ちゃんの時期から股関節を柔らかくしておきましょう……136

第4章 股関節が長持ちする条件

炎症主体診療が理解できると股関節を長持ちさせられる……142
股関節を長持ちさせる3つの原則……144

1 関節圧迫と衝撃吸収 144
関節圧迫とは 145
軟骨と骨の栄養 150
関節圧迫を取り去る方法 154
衝撃吸収力を高める方法 156

2 基本から応用へ 159
①股関節痛と筋トレ 160
②関節可動域と歩行 166
③股関節と骨盤 171
④立位バランスと歩行 173

3 筋肉の疲労と病気 175
筋力低下は廃用性だけではない 177
筋・筋膜痛症候群 179
手術で得るものと失うもの 185

人工股関節手術で関節可動域が狭まる可能性 186
手術で軟部組織が急に伸ばされる 190
医学の進歩を待つか否か 191
何歳でどのような手術を受けるか 193
第2の炎症をうまく乗り越えましょう 195

第5章 股関節を長持ちさせる深圧療法

深層筋までほぐせる深圧療法とは 198
深圧は炎症のどの段階でも対応できる 204
股関節を長持ちさせる具体的方法 206
未手術の方 207
軟部組織手術の方 209
自骨手術の方 210
人工股関節手術の方 212
安全なストレッチと筋力トレーニング 217

安全なストレッチ法……220
屈曲拘縮の改善方法……226
安全な筋トレ法……227
深圧療法と炎症主体診療……233
おわりに……246

第1章
骨主体診療の問題点

変形があるのに痛みがない患者

私は、現在の主流であるレントゲン写真によって骨と軟骨を主に診る診察と治療を、「骨主体診療」と呼んでいます。この骨主体診療には、多くの問題点と矛盾が含まれています。まず2人の症例をご紹介しましょう。

症例1……Aさん　60歳代　女性　未手術

Aさんは、変形性股関節症の一般的な分類では「末期」という病期に分類されます。股関節を構成する骨盤側の腸骨と下側の大腿骨頭が当たっていて、いわゆる軟骨がない状態です。しかし現在、Aさんの右股関節にはまったく痛みはありません。

Aさんはかつて私と同じ会社に勤務していました。その頃、Aさんの股関節の状態は非常に良く、私も特に気にも留めていませんでした。2011年春、私は『英国王のスピーチ』という映画を観に行きました。上映が終わって館内を歩いていると、杖《つえ》をついて骨盤と体を曲げて歩く女性が目に入りました。右足には体重がかけられないようで、かなり杖に頼った歩き方をしていました。よく見ると、Ａさんではないですか。私はびっくりして声をかけました。

写真1　Aさんのレントゲン写真

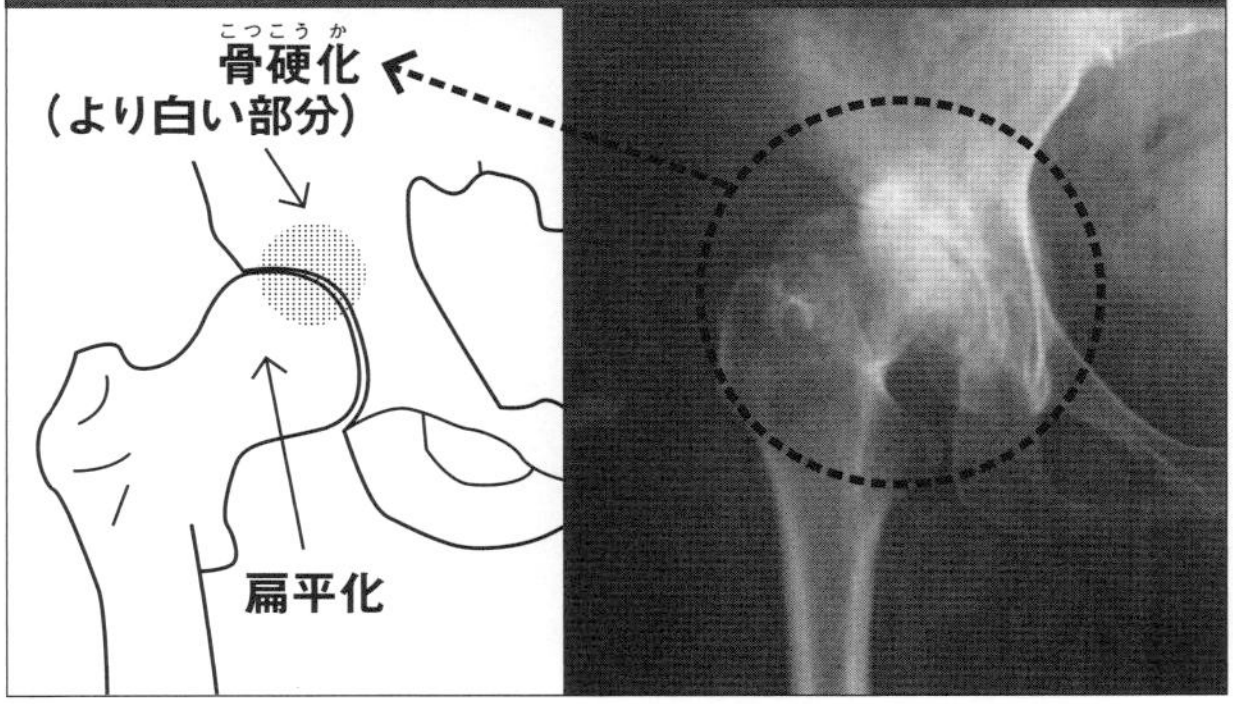

　すると、Ａさんは私の前著を暗記するくらい読んでいて「先生を探していたんだよ。どうやっても連絡がつかなかったんだよ」と言うのです。それからＡさんの右股関節への施術が始まりました。仕事をお持ちで祝祭日しか時間が取れないので、施術できるのはせいぜい月１回でした。その際に見せられたのが上のレントゲン写真でした。このとき、かなりの股関節痛があり、右足に体重をかけられなくなっていました。

　２年経った２０１３年春、彼女はどうなったと思いますか？

　その前に、皆さんに見ていただきたいグラフがあり

図3　Aさんの股関節痛の経過

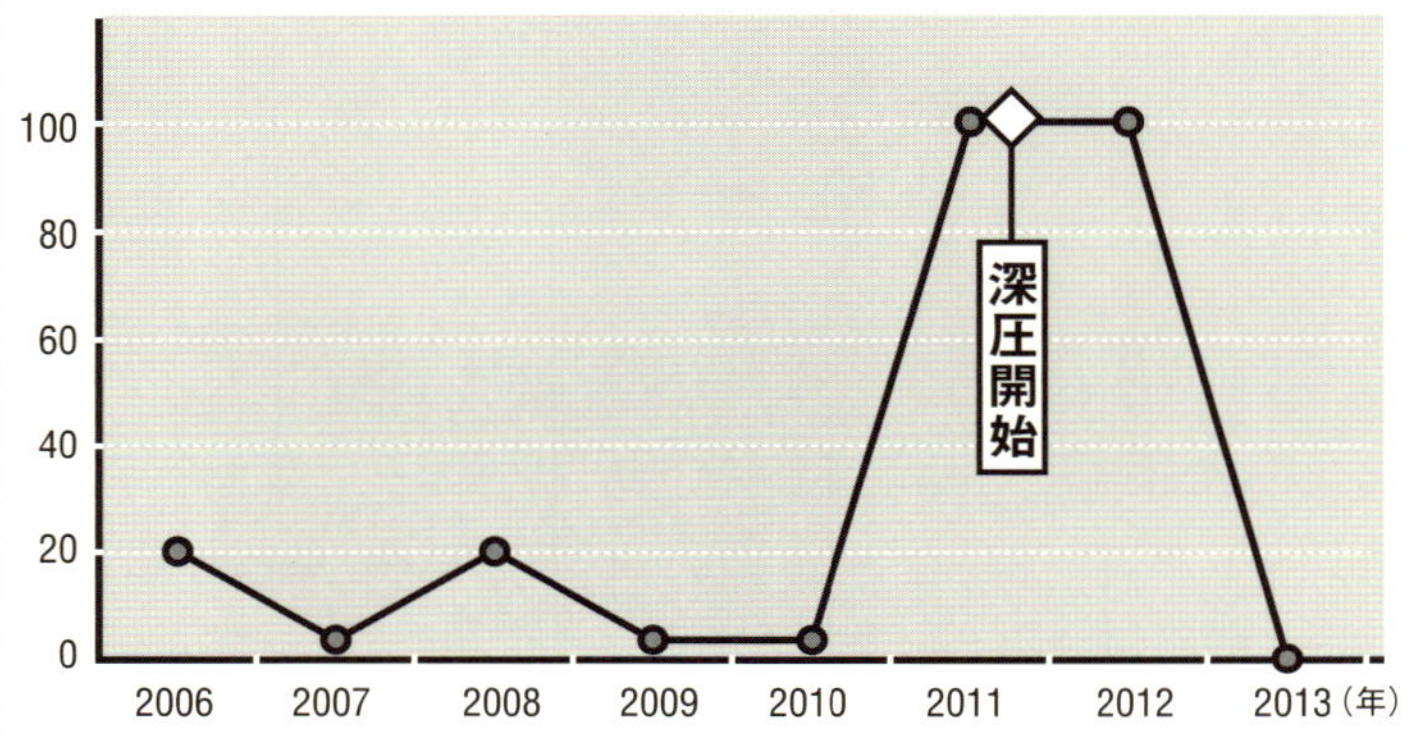

グラフの横軸は時間の経過を表しています（目盛りは1年単位）。縦軸は痛みの程度を表し、最も痛かった年を100として各年の痛みを本人に点数にしてもらい、グラフ化しています。数字が大きいほど痛みが強いことを表しています。

ます（図3）。このグラフは、最も痛かった年を100としたここ7年間の股関節痛の経過です。痛みの点数は、Aさん自身が採点しました。2011～2012年前半の痛みはかなり強い状態でしたが、現在、股関節痛はよほど無理をしない限りゼロになりました。手術せずに股関節痛がゼロになったのでしょうか、それとも、手術のおかげで股関節痛がゼロになったのでしょうか？

※このような痛みの評価法は、視覚的アナログ目盛法（Visual Analog

Scale method：ＶＡＳ法）と呼ばれています。この方法は異なる患者の痛みの比較には適していませんが、同一の患者における痛みの強さの変動を評価するのに有効で、治療効果の判定にも役立つ方法として世界で一般的に用いられています。本書で用いる方法は、一般的に使用されているＶＡＳの変法ではありますが、原則的にその内容に差異はありません。

さて、Ａさんは、現在まで手術を一切受けていません。レントゲン写真にも変化はなく、いわゆる末期のままですが、痛みは一切ありません。

一般的に変形性股関節症は軟骨がなくなって痛くなり始め、その後右肩上がりに状態が悪化する病気だと考えられています。しかし、彼女の経過はまったく異なる結果になっています。この間、独自な筋力トレーニングをやり過ぎる傾向が見られたので、筋トレをすべて中止させました（私は、Ａさんに対して筋トレはまったく指導していません）。

２０１３年春からはゴルフを始めて、楽しくてしょうがないそうです。２年後には、一緒にゴルフコースを回る約束をしています。

症例2……Bさん　60歳代　女性　左：人工股関節　右：未手術（高位脱臼）

両側変形性股関節症と診断されて、右足（写真2向かって左側）はいわゆる高位脱臼を起こし、完全に脱臼しています。左足は23年前に人工股関節手術を受けています。現在、Bさんの両足に痛みはありません。

人工股関節手術以降、高位脱臼を起こしている右足ではなく人工股関節側の左足を軸足にしてきました。一般的には、人工股関節に体重をかけると、人工股関節の寿命が短くなると考えられています。

Bさんの施術を始めてから、15年になります。ときどき右足の内股に痛みが出たことはありましたが、現在はその痛みも出なくなり、活動的に趣味の絵手紙の普及に努めています。Bさんにも筋トレは一切指導していませんし、Bさんも生活上での活動以外の筋トレはまったく行っていません。

この2人の経過を見て、どう思われますか？　驚かれましたか？
この2人の経過は、決して例外ではありません。治療者がこの2人を例外と考えると、治療はそこでストップしてしまうでしょう。例外とするのではなく、なぜそうなったのかを考えることが非常に重要です。

股関節炎の症状は個人差が大きいので、すべての方がこのような経過を示すとは限りませんが、このような経過を示す方が多くいらっしゃるのは事実です。本書の中でもできる限りたくさんご紹介していきますので、楽しみに読み進めてください。

現在、変形性股関節症で軟骨が少なくなったり、骨と骨が当たったりすることが股関節痛の原因だと考えている方が多いようです。レントゲン写真を見ると、確かに痛そうに見えます。

写真2　Bさんのレントゲン写真

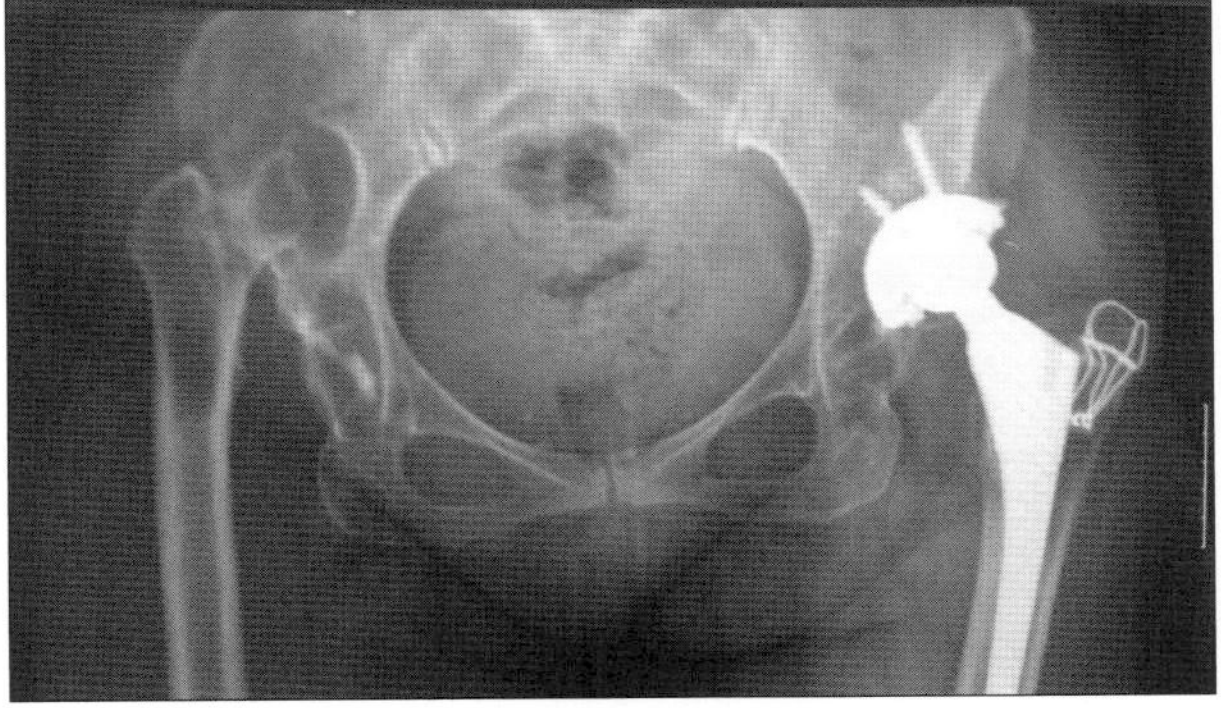

私はかつて、埼玉医科大学付属病院に勤務していました。東京大学医学部出身の東博彦先生と二ノ宮節夫先生が現場で活躍していた頃でした。実は私もその頃、股関節痛の原因は軟骨や骨の変形が原因だと漠然と考え、レントゲン写真ばかりを見ていました。

骨や軟骨の変形が股関節痛の原因だと言いながらも、病院の臨床場面では「骨と骨が当たっていても痛みがなくなる人もいる」という矛盾した説明をする医師もいます。また、骨や軟骨に変形はないものの強い股関節痛を訴える患者がいますし、痛みを取る目的で人工股関節手術を受けたにもかかわらず、強い股関節痛を訴える方もいます。

私も長年、変形性股関節症の患者さんを専門に診てきて、骨と骨が当たっているにもかかわらず痛みなくゴルフやダイビングを楽しんでいる方や、痛みなく普通の生活を送っている方に多く出会ってきました。反対に、レントゲン上は手術が成功しているにもかかわらず、手術後に痛みや違和感を訴える方にも多く出会いました。

以上のことから感じることは、**骨や軟骨だけを診て簡単に患者の状態を診断する現在の整形外科の診療方法には根本的な間違いがあって、その結果前記のような矛盾が生じているのではないか**ということです。次に、具体的に問題点を挙げていきましょう。

神経のない骨や軟骨に原因を求めるのは間違い

写真3　骨硬化

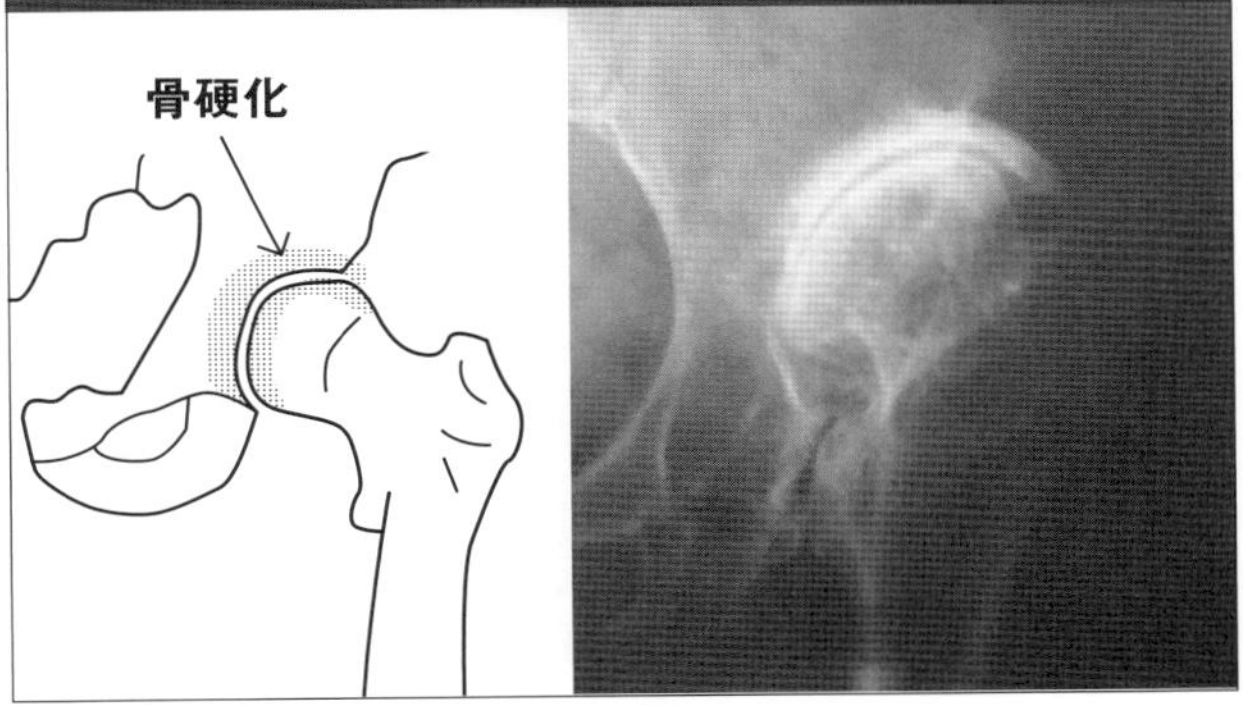

皆さんは、変形したレントゲン写真を見せられると、現在の股関節痛とレントゲン画像が一致して、いかにも軟骨が減っていたり骨と骨が当たっているから痛みが出ているように思うことでしょう。しかし、その股関節の軟骨にも骨の表面にも痛みを感じる神経は存在しません。

人体は関節包、筋肉、靭帯、神経、血管などの軟部組織、軟骨、骨といった多くの組織で構成されています。この中で、痛みを感じるのは神経です。一般に「神経痛」と呼ばれる症状は、太い神経が骨、軟骨や筋肉によって圧迫されることによって起こります。

代表的な神経痛は、腰の椎間板《ついかんばん》と呼ばれる軟骨によって太い神経が圧迫されたときに起きる坐骨神経痛です。一方、関節包や筋肉、靭帯に入り込んでいる細い神経の痛みが股関節痛となります。この細い神経は、骨の中にも存在しますが、骨の変形の過程で骨の表面はカルシウムの厚い層に覆われるので（専門的には骨《こっ》硬《こう》化《か》と呼び、レントゲンでは写真3のように白く写ります）、**骨の表面には神経はありません。また、軟骨にも神経はありません。ですから、神経のない股関節の軟骨や骨に股関節痛の原因を求めることは矛盾していますし、誤診を招く可能性があります。**これが、骨主体診療の最も大きな問題点です。

骨主体診療では痛みの原因が見つけられない

骨や軟骨に股関節痛の原因があるのであれば、変形の程度と股関節痛は比例するはずです。ところが、次のようなケースが多く存在します。

●レントゲン上、骨や軟骨に変形は見られないものの、強い股関節痛を訴える方がいる。

●レントゲン上、骨や軟骨に重度の変形が見られるものの、股関節痛がない方がいる。
●自骨の手術後、レントゲン上は手術が成功しているにもかかわらず、股関節痛を訴える方がいる。
●人工股関節の手術後、レントゲン上は手術が成功しているにもかかわらず、股関節痛を訴える方がいる。

このような患者が多く存在することは、股関節専門の医師も十分わかっているはずです。しかし、これを認めることは骨主体診療の考え方からは矛盾するため、股関節痛のある方に「痛いはずがない」と言ったり、股関節痛がない方に「痛いはずだ」と言ったりするのです。このような患者が実際にいるということは骨主体診療では説明がつかず、医師にはその痛みが理解できません。**股関節痛の原因を骨と軟骨だけで考える骨主体診療では、股関節痛の原因追求が不十分**なのです。

股関節には関節包、筋肉、靭帯、神経という軟部組織があります。これら軟部組織には本来柔軟性があり、股関節を守る働きをしています。しかし、股関節に炎症が起こると痛みを感じたり、動きを悪くする原因になったり、股関節に加わる衝撃を吸収できなくなったりします。股関節は非常に大きな力が加わりあらゆる方向に動く関節なので、軟部組織は非常に大きな存在となります。

したがって、股関節の診察時には必ず軟部組織の触診や検査を行わなければなりません。忙しくて時間がないからというのは理由になりませんし、手術をするだけが整形外科医の仕事ではありません。**股関節痛の診察とは、いろいろ考えられる股関節痛の原因を、さまざまな診察法を駆使して原因をひとつに絞り込む作業**です。股関節痛の原因追求が不十分だと、治療法を間違えることもあるのです。最悪の場合、誤診ということもあり得ます。

患者は、解決策を求めて事実を素直に話しているだけなのに、中には手術後の経過の悪さを患者に責められていると感じる医師もいるのではないかと思います。手術後の不調を訴えた途端に怒りだしたり、「そんなはずはない」と言って患者側に問題があると説明したりする医師もいます。

患者は、決して責めているのではないと思います。中には医師に言われるまま手術を受けた方もいますが、悩みに悩み散々手を尽くした結果、大きな決断をして手術を受けた方もいます。その結果に満足できなければ、レントゲン上は手術が成功していても、患者側からは成功とは言えないと思います。

手術後の違和感や痛みの原因を追求して、患者に「手術して良かった」と言わせてやる！　という気概を持って診療に当たっていれば患者もまだ納得がいくと思います。手術をした医師としても、手術後の経過が悪い患者にしっかりと対応することは、その後の診療に好影響を与え、その医師の評判はさらに良いものとなるでしょう。

骨主体診療では手術後の違和感や痛みを理解しにくいのですが、レントゲン写真上で手術自体が成功しているのなら、患者と医師が前向きに対処し合えば、手術後の違和感や痛みは必ず解決できると思います。皆さんも、手術後の経過が悪いときは、原因を追求してもらうように訴えていただきたいと思います。

痛みを感じる組織はレントゲン写真に写らない

股関節の炎症は、股関節の関節包と呼ばれる股関節の袋の中で起こります。この炎症自体が、股関節痛の原因となります。例えば、階段から転落したり凍った道で転んだりして股関節を捻挫《ねんざ》したときや細菌が股関節内に入ったりしたときには、誰でも股関節内に炎症が起こります。また、股関節内に炎症が起こると反射的に筋肉が縮んで硬くなり、もうひとつの股関節痛の原因になります。

このようなときにレントゲンを撮っても、**股関節捻挫で傷めて痛みが出ている股関節靭帯や、炎症の影響で縮んで痛みが出ている筋肉はレントゲンにはまったく写りません。**たまたま軟骨や骨に少しでも異常があれば、その異常が股関節痛の原因と診断されるでしょう。これが骨主体診療です。

図4 関節包の構造

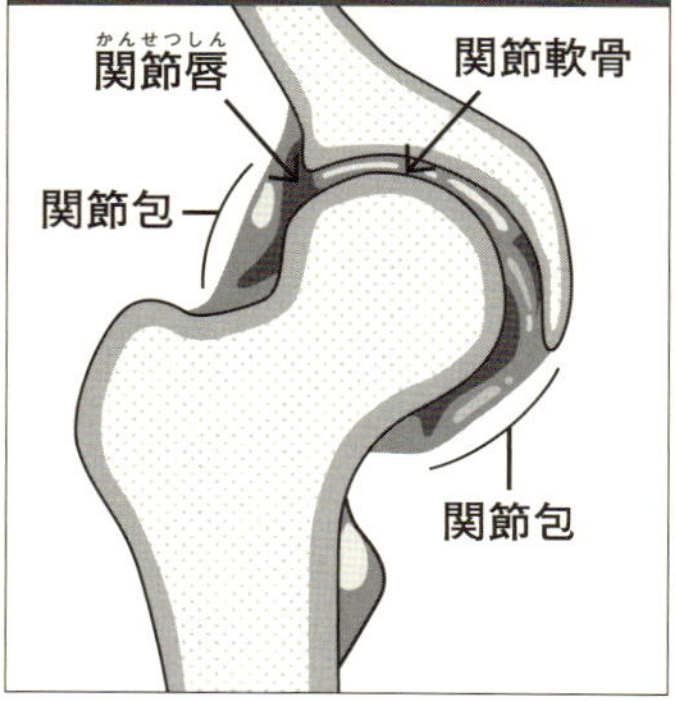

股関節痛の原因を絞り込むために、問診や触診といった診察法があるのですから、それらを駆使して股関節痛の原因を絞り込まなければなりません。原因が適切に絞り込めれば、適切な治療法が見つかります。**変形性股関節症への治療法が手術しかないというのは、骨主体診療の考え方です。**人体は骨や軟骨だけで構成

されているわけではないので、骨主体診療は不十分な診療方法であるとしか言えません。

また、皆さんの股関節痛は一定でしょうか。ほとんどの方は、1日の時間帯によっても（日内変動）、昨日は痛かったけど今日は痛くないというように日によっても（日差変動）、股関節痛に変化があるのではないでしょうか。

レントゲンで見る骨や軟骨は長い期間で比較すると変化しているかもしれません。しかし、昨日と今日と明日ではそう簡単に変化するものではありません。骨と軟骨には毎日体重をかけているのに、股関節痛が時間や日によって変化するのはなぜでしょうか？　これも骨主体診療では説明がつかないのです。

レントゲン検査時の注意点

骨主体診療の要であるはずのレントゲン写真撮影の際にも、問題点が3つあります。

1．股関節のレントゲン写真を何枚撮るか？

写真4　正面画像

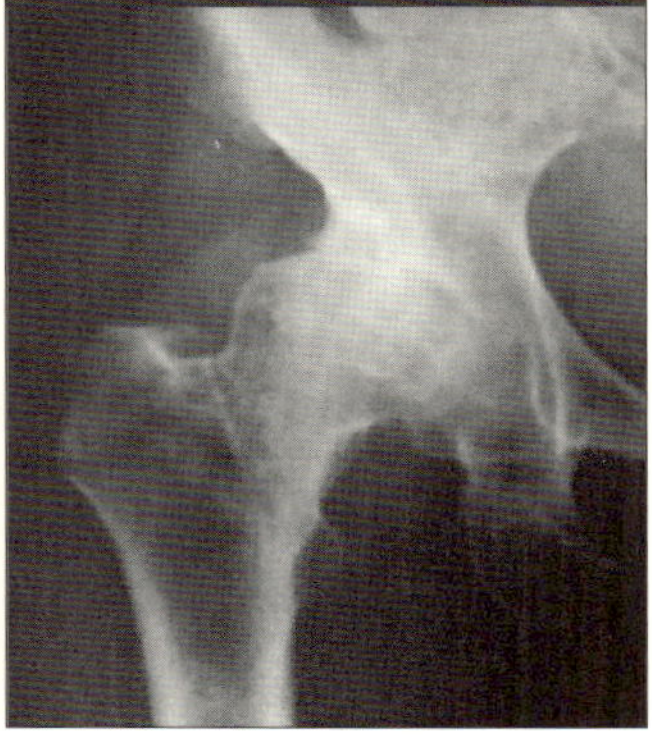

写真5　側面画像

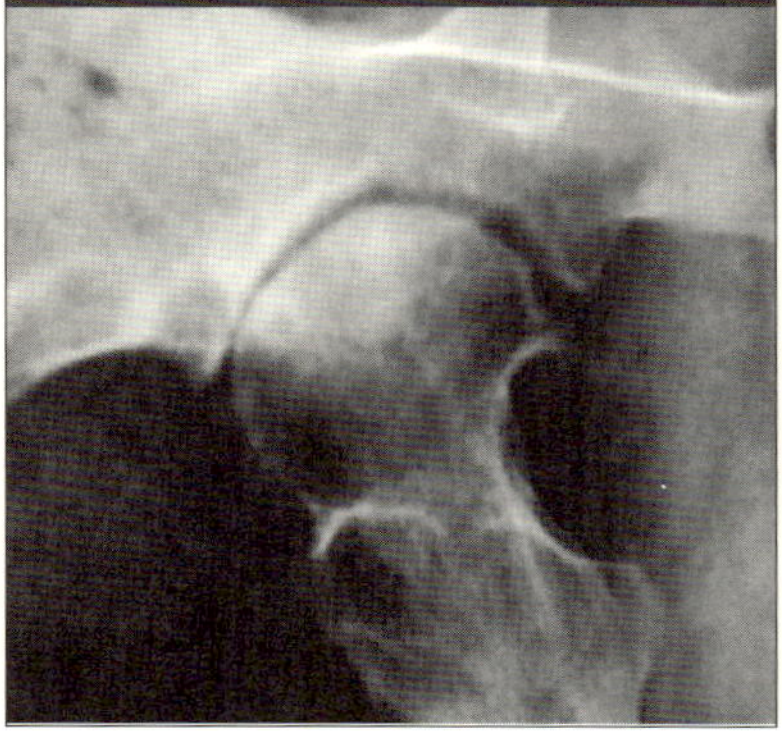

レントゲン写真は主に骨を写します。骨は立体物なので、状態を正確に把握するには最低2方向以上から撮るのが原則です。しかし最近、真正面からの1方向からだけのレントゲン写真で診断を行う病院が増えていることには驚かされます。

写真4と5は、ある方の正面画像と、同じ日の側面画像です。

正面から見ると、股関節には隙間がまったくないように見えますが、側面から見ると隙間がはっきり見えます。股関節は平面ではありません。必ず2方向以上のレントゲン写真を撮ってもらってください。

2. 経過を比較したか？

初めて病院で診察を受けたときのレントゲン写真

だけで、骨の状態をすべて判断することはできません。例えば1年前のレントゲンと現在のレントゲンを並べて比較するなど、原則的には骨の経過を診なければなりません。その比較によって初めて今後の変化の予測がつきます。

骨に変形はあるものの10年以上変化がない方もいますし、1年前と比較すると明らかに軟骨の隙間が狭くなったり大腿骨頭の形に変化が出たりしている方もいます。この2人の違いは病期の違いです。経過を見ることによって初めて、未来が予測できるのです。

3．医師のコメントを信じていいのか？

フーテンの寅さんではありませんが、「それを言っちゃぁおしまいよ」的な注意点ですね。私のところにいらっしゃる方のお話を聞いて、レントゲン写真に対する医師たちのコメントにびっくりすることがあります。ですから、自分の目で確認できたレントゲン写真だけを信用するようにしています。

それは患者を守るためです。ずいぶんと上から目線ですが、骨主体診療の医師たちの考え方の基本に「この病気はどんどん悪化する病気である」という右肩上がりの直線的悪化思考があるので、なかなかコメントが信用できないのです。
ある患者の例を紹介しましょう。

症例3……Cさん　30歳代　女性　臼蓋回転骨切り術

Cさんは、臼蓋《きゅうがい》回転骨切り術後の定期診察で医師から「ね、狭くなってるでしょ！」と言われました。手術から5年目の定期診察のときのことでした。手術側の股関節の軟骨の幅が、前回のレントゲンと比較して狭くなっていることを指摘されたのです。

Cさんは医学の教育を受けたわけではありませんが、私のブログなどを読んで勉強をしていたので軟骨の幅に変化がないことはすぐにわかったようでした。

納得のいかないCさんは、前回と今回のレントゲン写真のコピーをもらって自宅で再確認し、それでも納得がいかないので私に見せに来てくれました。その2枚のレントゲン写真を重ねて見ても、軟骨の幅にまったく変化はありませんでした。

前記したように、骨主体診療を行う医師は、骨や軟骨は悪化するものであるという考え方でレントゲン写真を見るため、不思議なことに軟骨も狭く見えるのです。病院で「ね、悪化してるでしょ?」なんて言われたら、普通の方なら「あ、はい」と答えるしかないでしょう。しかし、その言葉に納得がいかない場合は、2枚のレントゲンを私どものスタッフに見せていただきたいと思います。現物ではなく、写真に撮ったものでもかまいません。

放置診療反対！

どの病気にも個人差はあるように、変形性股関節症の経過や症状には大きな個人差が存在します。実は**変形性股関節症とは「結果の診断名」**です。もともと何かの基礎疾患があり、その結果、変形性股関節症になっているのです。

変形性股関節症を起こす基礎疾患には、先天性股関節脱臼、寛骨臼蓋《かんこつきゅうがい》形成不全、慢性関節リウマチ、ペルテス病、化膿性股関節炎、原因不明の骨頭壊死《こっとうえし》、ステロイド性の骨頭壊死、股関節捻挫や股関節骨折の後遺症など、さまざまな病気があります。これらはそれぞれ経過も違いますし、個人によって程度も発症からの期間も異なります。

基礎疾患だけでも個人差が大きいのに、さらには治療経験、筋肉の質、筋力、痛みの感じ方、精神面や性格など数えきれないほどの個人差が生まれる要素があります。

にもかかわらず骨主体診療では、診療方法が画一的です。ですから、この変形性股関節症に対する代表的な説明も次のように画一的になります。

●この病気は進行性であり、どんどん悪くなっていずれ歩けなくなる。
●股関節に負担をかけないように足をかばいなさい（杖をつきなさい、減量しなさい）。
●筋トレ、特にプールでの運動をしなさい。
●治療法は手術しかありません。

皆さんもこのような説明を受けたのではないでしょうか？　経過も症状も違う患者に画一的な説明をすることも、骨主体診療の問題点です。

炎症主体診療の考え方からすると、皆さんは初めから放置されているとしか思えません。

待つしかないのです。

「痛くなったらまた来てください」。そう言われて、結局は症状が徐々に悪化していくのを待つしかないのです。

「手術をする気持ちがないなら、もう来ないでください」

「手術をする気持ちになったら来てください」

手術をしたくないと考える方が受診するのも整形外科ではないのでしょうか？　どうしても自分が診たくないなら、他の医師を紹介してくだされぱよいのです。皆さんの症状がどんどん悪くなるというのであれば、それを止めてほしいのです。

もしかすると、一見進行しているように見える変形性股関節症の症状は、何の対策もしない放置診療の結果として症状が徐々に悪化しているだけなのかもしれません。

私も大学病院に勤務していたときは、こういった放置診療こそ最善の方法だと考えていました。それが当たり前だと思っていました。しかし、患者と緊密にお付き合いさせていただいて経過を観察していると、放置するのではなく、もっと積極的治療を行うことによって症状の悪化を防げることがわかってきました。

初期の頃にしっかり炎症を確認して治療ができていれば、その後の経過はきっと良くなるはずです。しかし現状では、炎症を抑えることよりも、痛みを抑えることに視点を置いた薬が処方されるくらいではないでしょうか。このときに炎症に効果のあるステロイド剤を処方する医師もいますが、非常に稀です。その場でステロイド注射を股関節に打つことも可能でしょうが、このような医師も非常に稀です。

放置診療は、症状が進行する一因です。だから、私は放置診療には大反対です!

手術数が多いから名医か?

最近、股関節治療の名医の条件として手術数で判断される傾向があります。手術数が多い病院、手術数が多い医師がもてはやされます。手術を考えている患者には、手術数が多い医師は名医と言えるでしょう。

しかし、視点を変えれば、手術数が多い医師は股関節専門医というよりは〝股関節手術専門医〟であって、骨や軟骨しか診ない医師である可能性も高いとも言えます。私も大学病院に勤務していたことがありますので、現場の医師は経営のことなど考えないで仕事をしていることは重々理解しています。しかし中には、1年間の手術目標数を掲げ、経営優先と取られても仕方がないような医師もいます。また、多額の投資をして人工関節センターを設立している病院が増えている現状を考えると、人工関節の手術を続けない限り経営が成り立たなくなるのも事実です。

私は、名医とはしっかりと股関節痛の原因を追求する診察をして、そしてひとつに絞り込まれた原因に適切な治療を施せる医師だと考えています。これは未来永劫変わらないと思いますが、今後もますます手術数が名医の一番の条件になっていくように思います。

そうなると問題は、手術をしたくない患者です。まだ手術を考えていない段階であれば、整形外科の股関節専門医への受診にとらわれなくてもいいかもしれません。整形外科全般を診ることのできる小さなクリニックのほうが、視野の広い診療ができる医師が意外と多いものです。専門医ではないだけに、骨と軟骨以外の組織についても診ようとしてくれます。もちろん、股関節専門医が視野の広い診療をしてくれるのが理想ですが、それは諦めたほうが無難です。このことは、私も非常に残念です。

ひとつの対策としては、股関節のレントゲン写真の経過だけ小さな整形外科クリニックで診てもらい、治療はペインクリニック（麻酔科）や、視点をがらっと変えて内科の医師を受診してみてはいかがでしょうか。いきなり骨主体診療に偏り過ぎる股関節専門の医師にかかるよりは、改善のための治療が期待できると思います。

手術数が多い医師がいることは重要ですが、その一方でもっと股関節痛の原因を追求する医師が増えるべきだと考えます。どうも、木を見て森を見ない医師が増えているように感じます。皆さんは、そのように感じたことはありませんか？

第2章

炎症主体診療と股関節痛の正体

炎症主体診療の考え方と「股関節痛」の正体

現在一般的に行われている医療が、これまで説明してきた骨主体診療です。一方、変形に注目するのではなく炎症に注目して行われる診察と治療を、私は「炎症主体診療」と呼んでいます。

炎症主体診療は、初めて聞く名称のように思われるかもしれませんが、実はさまざまな病気の経過を考えるときに非常に一般的な考え方です。例えば、炎症がもとで起こる五十肩、腰痛、膝痛、むち打ち症、足首の捻挫などです。炎症の原因はさまざまで、中には原因不明の炎症も含まれます。

では、ここで炎症主体診療の考え方についてお話ししていきましょう。

変形性股関節症の正体は、股関節関節包内に起こる炎症（以下、股関節内の炎症）による痛みと、炎症の影響を強く受けやすい筋肉の痛みだというのが、炎症主体診療の基本的な考え方になります。

炎症主体診療で考えると、股関節痛には次の2つの状態があると考えられます。

1．股関節内の炎症性の痛みと、その炎症の影響を強く受けた筋肉性の痛みの2種類の痛みが混在した状態の股関節痛。

2．股関節痛の経過が長期にわたり、すでに股関節内の炎症はなくなっているにもかかわらず、炎症の後遺症として筋肉性の痛みだけが残っているだけの股関節痛。

変形性股関節症の英語名は、Osteoarthritis of the hip jointです。Osteoarthritisのosteoは「骨」、arthritisは「関節炎」という意味です。直訳すると**「股関節骨関節炎」**です。そう、この病気の本質は関節炎なのです。

ところが、和訳では「変形性股関節症」となったことが大きな勘違いのもとになっているように感じています。Osteoarthritis of the hip jointには、変形を意味するdeformityという言葉は含まれていませんし、進行性を意味するprogressiveも含まれていません。ところが和訳になると「変形性股関節症」となり、「進行性」という言葉が使われるようになるのです。「変形」という言葉が使われると、どうしても考え方が骨主体となり、軟骨や骨の変形に注目してしまうように感じます。

仮に和訳が「股関節骨関節炎」だったとしたら、どうでしょうか。そもそも、炎症とは改善可能な症状ですから「進行性」という言葉は出てこないでしょうし、診察時には炎症を主体として考えるのではないでしょうか。

炎症が起きると反射的に筋肉は縮んで硬くなり、やがて筋肉自体からも痛みを発するようになります。後述する筋・筋膜痛症候群と呼ばれている筋肉の病的状態です。この炎症があったり病的状態だったりする筋肉に対して筋トレを指導しているのが現状なのです。この問題についてものちほど詳しくご説明します。

以上の考え方から骨主体診療と炎症主体診療の考え方の相違点をまとめると、次のようになります。


【骨主体診療】

・「変形性股関節症は骨や軟骨の変形が主体」と考える診療法で、軟部組織は軽視される。
・診察ではレントゲン写真を最優先させる。

・股関節痛の原因は、軟骨のすり減りと骨と骨が当たることと考える。
・変形性股関節症の経過は、右肩上がりの直線的な経過を示すと考える（進行性）。
・治療法は主に手術法となる。
・足に体重をかけないことが骨を守る方法だと考える。
・杖を使って足をかばう。
・体重を減らす。
・筋肉は常に正常だという考え方から筋トレを重視する。
・診療方法が画一的である。
・処方薬は非ステロイド系抗炎症薬。

【炎症主体診療】

・「変形性股関節症は股関節骨関節炎であり、炎症が主体」と考える診療法で、軟部組織を重視する。
・股関節痛の原因は、股関節内に起こる炎症と、その炎症の影響を強く受ける筋肉の病気

図5 炎症の山

```
                    炎症のピーク
                       ↓
100            ●━━━●━━━●
 80        ●    炎症最大期    ●
 60  炎症前期  ●                ●  炎症後期
     (修復期)                      (安定期)
 40      ●                        ●
 20  ●                                ●
  0 ●                                   ● (年)
   20  20  20  20  20  20  20  20  20  20  20  20  20
   XX  XX  XX  XX  XX  XX  XX  XX  XX  XX  XX  XX  XX
```

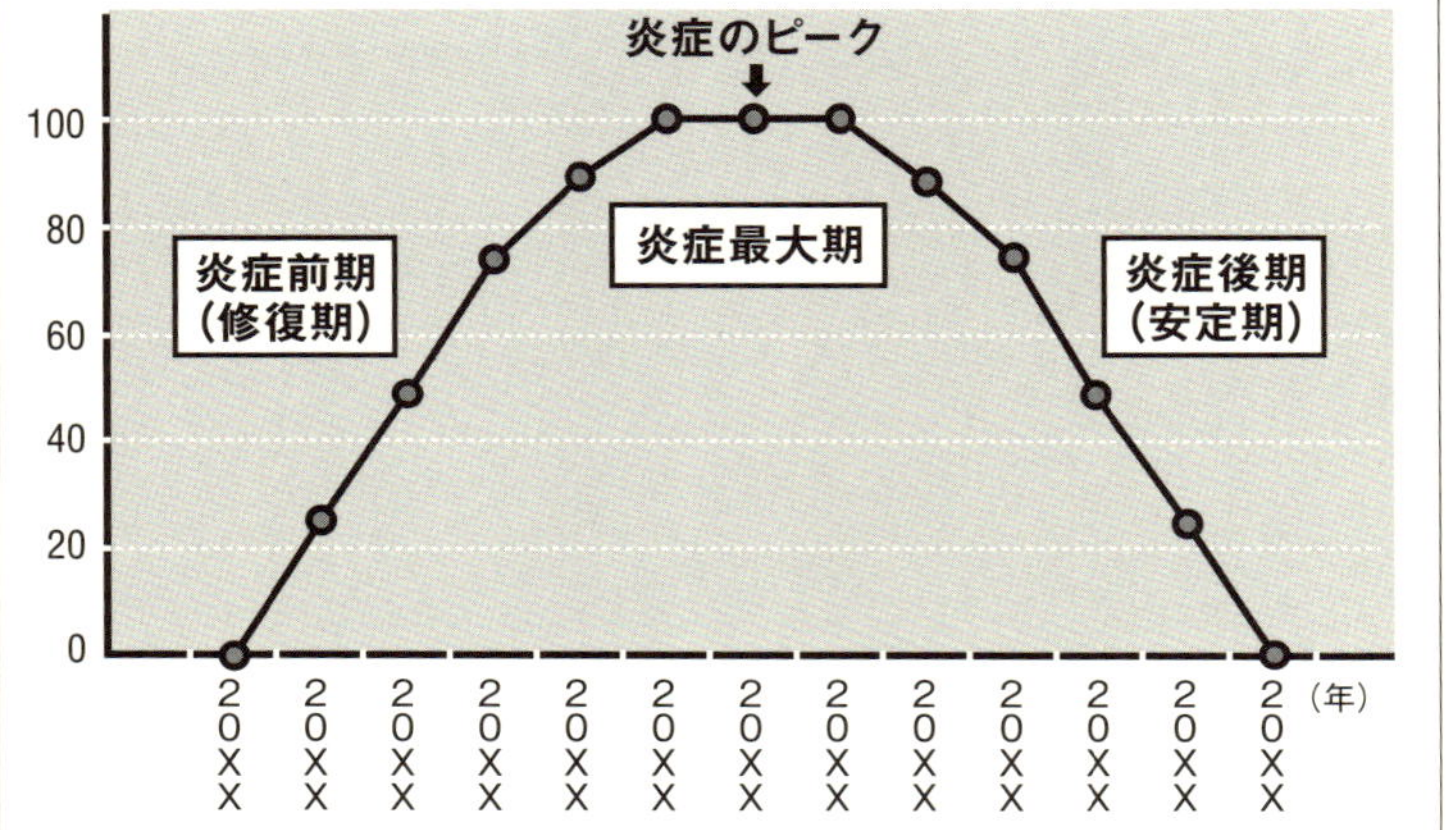

- と考える。
- レントゲン写真は情報のひとつに過ぎず、股関節内の炎症と筋肉の状態に対する触診を最優先させる。
- 股関節骨関節炎は放物線状の経過をたどると考える(症状は改善する)。
- 治療法は、股関節内の炎症を抑えることと、筋肉の状態を正常に保つことを主とし、手術は最終手段と考える。
- 股関節周囲の軟部組織への治療によって痛みを軽減させたうえで、足に体重をかけさせる。
- 炎症や筋肉の病気に悪影響を及ぼす筋トレよりもストレッチを優先させる。

・診療方法は個人差を考慮して個々人で異なる。
・処方薬はステロイド系抗炎症薬も考慮される。

皆さんの誰もが経験したことのある炎症は、適切な治療を行えば必ず改善します。これは、打撲や捻挫による炎症を想像すると理解しやすいと思います。炎症の改善経過は、図5のように山のような形をした放物線を描きます。私はこの炎症の経過を「**炎症の山**」、最も炎症が強い時期を「**炎症のピーク**」と呼んでいます。このように、痛みが起こり始める炎症前期には炎症が徐々に強くなって、骨や軟骨の変形が起こり、修復が行われます。やがて炎症のピークである炎症最大期を越えて炎症後期に入ると、股関節は安定し、症状はどんどん改善して痛みも減少していくのです。

股関節痛は「筋肉痛」

股関節痛はほぼ100％筋肉痛として体に現れますが、私は、股関節痛の原因を以下の

2点だと考えています。

股関節をはじめ関節には、関節包という、骨の表面を包む骨膜が進化した袋状の組織がありますが、この中に炎症がある場合、**関節包から骨膜を伝わって痛みが他の部位に広がり、関節包からの関連痛として現れます。**これが、股関節痛の1つめの原因です。

2つめの原因は、筋肉自体に問題がある場合です。**筋肉自体に痛みがあり、さらに病気の筋肉から筋肉を包む筋膜を伝わって痛みが広がる、筋肉からの関連痛として現れます。**

では、どうしたら筋肉痛というかたちで股関節周囲に現れる股関節痛の原因がわかるかと言うと、筋肉をほぐした後の痛みの経過を診ることによって探ることができます。筋肉をほぐした後に痛みが再発すれば、筋肉痛の背後に股関節痛の真犯人である炎症が隠れていたことがわかります。

足を滑らせて踏ん張った、スポーツをしていて股関節をひねった、股関節に長時間強い負荷がかかり過ぎた（親の介護、孫の世話、犬の世話など）などの原因、または特定できない原因によって股関節内に炎症が起こると、股関節痛の原因となります。このとき、反射的に筋肉は短縮して硬くなります。

この短縮が長い時間続くと筋肉内に循環障害が起こり、〝重さ〟を感じる疲労物質や痛みを感じる発痛物質がたまり、その結果、股関節痛（正確には股関節周囲の痛み）が起こるのです。ですから、皆さんが感じる痛みの部位は、必ずしも股関節の位置とは一致しません。股関節が痛いという方に痛む場所を指差してもらうと、ほとんどの方が股関節を指差しません。

図6　意外と知らない股関節の位置

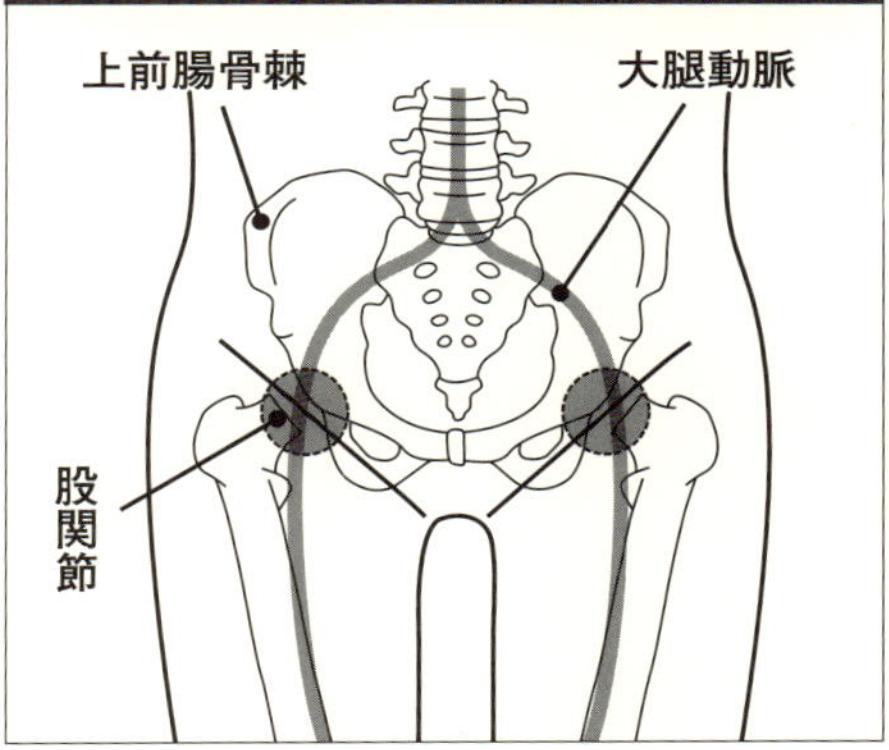

股関節の位置は鼠径《そけい》部のほぼ中央の奥になります。

しかし、皆さんが主に指差すのは上前腸骨棘《じょうぜんちょうこつきょく》の下やお尻の横、もも（大腿）の前側です。また、鼠径部の中央を痛がる方でも、触診をしてみると奥ではなく皮膚に近い浅層部の腸腰筋《ちょうようきん》を痛がることがあります。

専門家と一般の方との間には股関節の位置の捉え方に相違があるので、皆さんは実感が薄いかもしれません。皆さんが「股関節が痛い」と言って指さすところには筋肉があり、実際にその筋肉を押してみるとかなり痛がります。正常な筋肉は押されても痛みは感じませんが、病気の筋肉は痛みが出るのです。その筋肉を柔らかくほぐすと、股関節周囲の痛みは軽減します。

筋肉をほぐして痛みが取れた後、もう二度と痛みが出ない方がいます。こういう方は、筋肉の病気だけが股関節痛の原因だったということになります。ところが、筋肉をほぐして痛みが取れた後、動き回るとまた筋肉が硬くなり痛みが出る方や、筋肉をほぐした後、数時間で痛みがもとに戻る方がいます。股関節痛は表向きにはほぼ１００％筋肉の痛みというかたちで体に現れますが、そのおおもとに何かが存在していることもあるということになります。

図7　上前腸骨棘周囲の筋肉

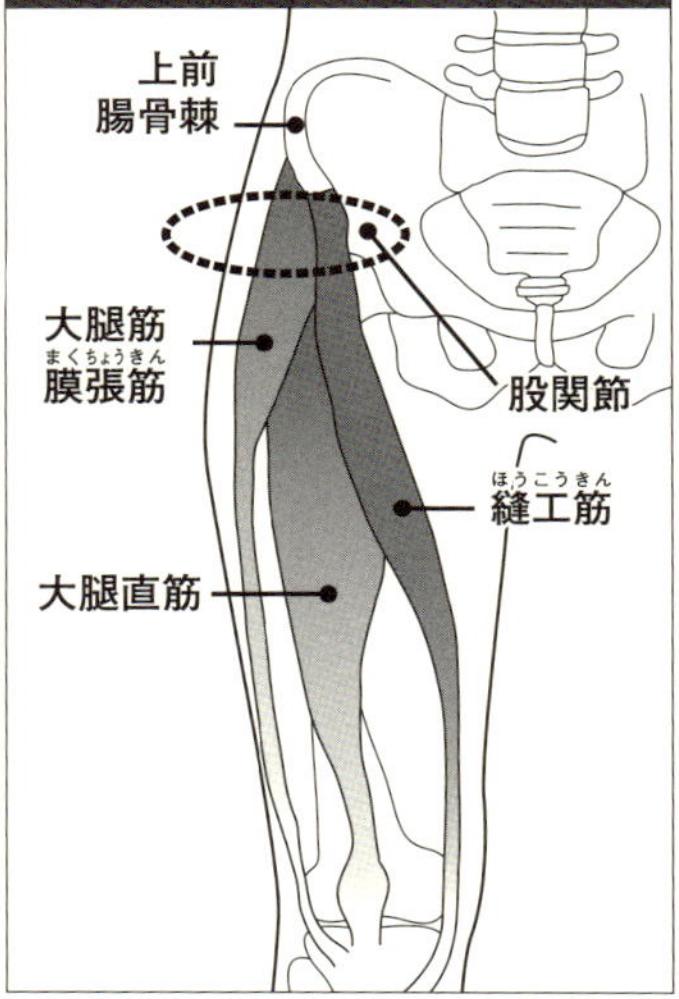

これは、股関節内の炎症の影響で股関節痛が筋肉に現れていることを意味しています。その炎症の影響によって皆さんの体には股関節周囲の筋肉痛として現れているのです。これが、股関節痛の正体です。

股関節痛の原因の鑑別法

では、皆さんが抱えている股関節痛は、いったいどちらの原因によって引き起こされているのでしょうか。これを鑑別する方法は２つあります。

1．股関節内の炎症を取る治療をして、その後の痛みの経過を観察する。

この治療だけで持続的に股関節痛がなくなれば、股関節痛の原因は股関節内の炎症だったことになります。しかし、炎症を取る治療をしても股関節痛に持続的な改善がない場合は、次の２つのことを考えます。

A．股関節内の炎症を取る治療が十分ではなかった。

B．股関節痛の原因は、股関節内の炎症ではなく、筋肉の病気だけである。

このように考えられたら、もう一度股関節包内の炎症を取る治療を試み、それでも持続的な効果がない場合は、股関節痛の原因が関節包内にはないと考えるべきです。

2. 筋肉の痛みを取る治療をして、その後の痛みの経過を観察する。

この治療だけで持続的に股関節痛がなくなれば、股関節痛の原因は筋肉内の痛みだけだったことになります。しかし、筋肉痛を取る治療をしても股関節痛に持続的な効果がない場合は、次の2つのことを考えます。

A. 筋肉痛を取る治療が十分ではなかった。
B. 股関節痛の原因は、筋肉内の痛みではなく股関節内の炎症が原因である。

このように考えられたら、股関節周囲の筋肉の中に股関節痛のおおもととなる原因筋を探し求めます。股関節周囲には、股関節痛を引き起こす原因となり得る筋肉が22本存在するので、これは大変な作業になります。それでも持続的な効果がない場合は、筋肉内には股関節痛の原因はないと考えるべきです。

1の直接的な治療は医師にしかできません。私は医師ではありませんので、2を「深《しん》圧《あつ》」というオリジナルの療法を用いて行っています。

股関節痛の原因を単純に骨や軟骨の変形に求めるのではなく、もっと広い視野で股関節痛の原因を追求するべきだと私は思っています。これはなにも特別の方法というわけではなく、他の病気にも当てはまる診察法の基本だからです。

炎症の後遺症としての筋肉痛

筋肉痛は、基本的に炎症と連動することがおわかりいただけたと思います。しかし、炎症後期（安定期）に筋肉痛が炎症と連動して改善していくのは、炎症前期から筋肉をほぐしていた場合に限ります。炎症が徐々に強くなっていく炎症前期（修復期）の股関節痛の原因は、炎症性の痛み＋筋肉性の痛みとなります。

したがって、炎症前期には筋肉のほぐし（ストレッチ）を行って、筋肉の痛みだけでも取り除き、股関節の柔軟性を維持しておかなければなりません。炎症前期に筋肉のほぐしを行っていない場合、炎症前期から筋肉の痛みは暴走を始め、炎症後期に入ったときに炎症は軽減していくにもかかわらず、筋肉の痛みは強いまま続くことが多いのです。

そうなると、炎症後期が終わってすでに炎症がなくなったにもかかわらず、炎症の後遺症としての筋肉性の痛みが残り、生活上で無理が加わったときに一気に強い痛みが出ることがあります。そうなると、足を床につくことすら困難になり、足が一歩も前に出なくなることもあります。このような症状が出ると、「ついに私の股関節も限界かな」と考える方が多いようです。しかし、その際にレントゲンを撮ってみても、前回撮ったレントゲン写真とそれほど変化がないことが多いのです。

このように、筋肉が疲労困憊《こんぱい》となり一気に限界を迎えた状態は、筋肉内の血液循環障害によって筋肉がつった状態と考えるとわかりやすいと思います。ふくらはぎが疲れているときに筋肉がつってこむら返りが起きるのと同じで、お尻の深部にある筋肉がつってしまうのです。この状態を〝お尻返り〟〝股関節返り〟と呼んだらいいのではないかと私は思っています（そんな言葉は存在しませんが）。このような方の場合、すでに炎症は終わっていますので、股関節周囲の痛みの原因は筋肉の痛みだけであるにもかかわらず、レントゲンの画像を見て骨や軟骨の異常が原因と思われてしまうのです。

この時期に、何度も手術を勧められるが避けたいという理由で、私のもとを訪れる方がいます。すでに炎症が終わっているので、深圧を行って筋肉をほぐすと劇的な持続効果を示すことがあります。一例を紹介しましょう。

症例4……Dさん　40歳代　男性　未手術

4年前から右股関節痛が出始め、2012年には痛みが最も強くなっていました。7年前に階段から転落する事故を起こしていて、その際に炎症を起こし、炎症が治まった後も徐々に痛みが強くなっていったように考えられました。炎症の後遺症としての筋肉の病気が残存していて、ハードな日常の動きによってとうとう筋肉が限界を迎えて、強い股関節痛を示すようになったようでした。

レントゲンでは右足（写真6向かって左側）の軟骨が少なくなっています。このレントゲンにより、股関節痛＝軟骨の変形と診断され、東京の病院で人工股関節手術を勧められ

写真6　Dさんのレントゲン写真

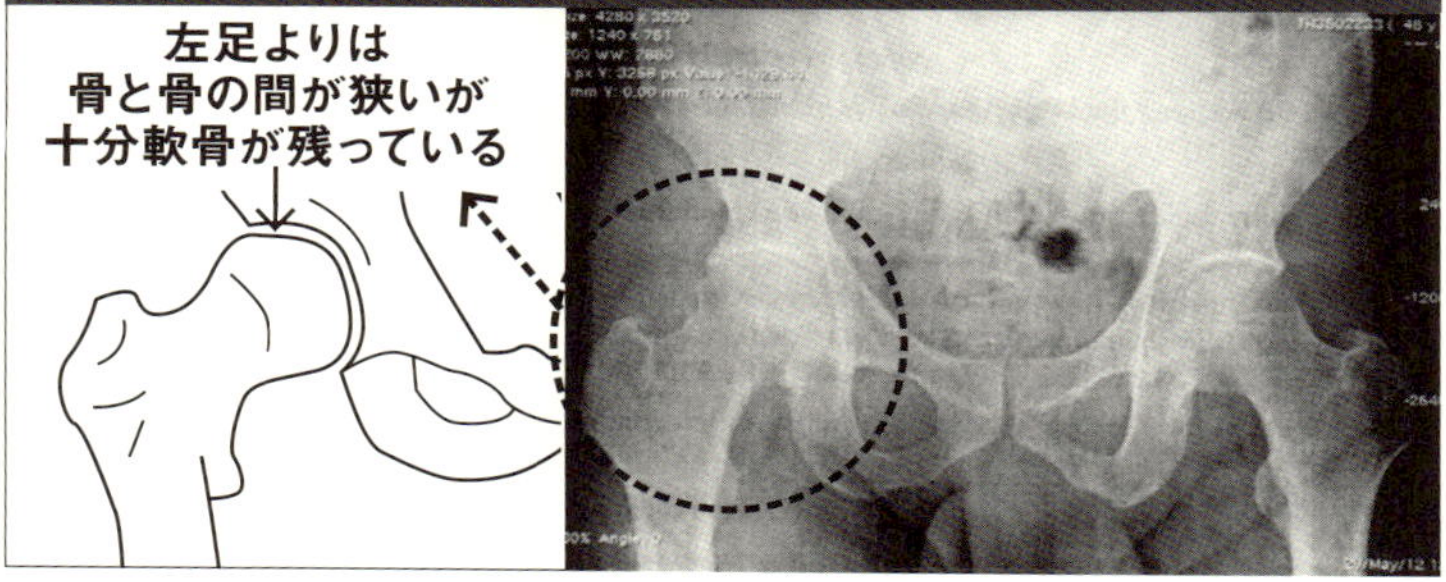
左足よりは
骨と骨の間が狭いが
十分軟骨が残っている

ました。

この方は出張で香港に行くことが多く、ついには香港の世界的権威の医師に「香港にいる間に人工股関節手術をして日本に帰りなさい」と言われたそうです。そのときたまたま香港にいた友人の奥さまが私の前著『股関節痛は怖くない！』を持っており、それを借りて日本に帰ってきました。

初めて当院に来られたときには、松葉杖を使っていました。股関節周囲を中心に深圧で深部の筋肉までほぐしました。即効性はありました。しかし、問題は効果の持続性です。次回来られたときの状態を確認することが重要でした。

約1カ月後の2回目は、杖を使わず正常な歩き方でお見えになりました。普通にジャンプもできて、走ることもできました。その後1年以上経過しましたが、無理をしたときにまだ少し痛みは出るものの、香港出張も問題なくこな

図8　Dさんの股関節痛の経過

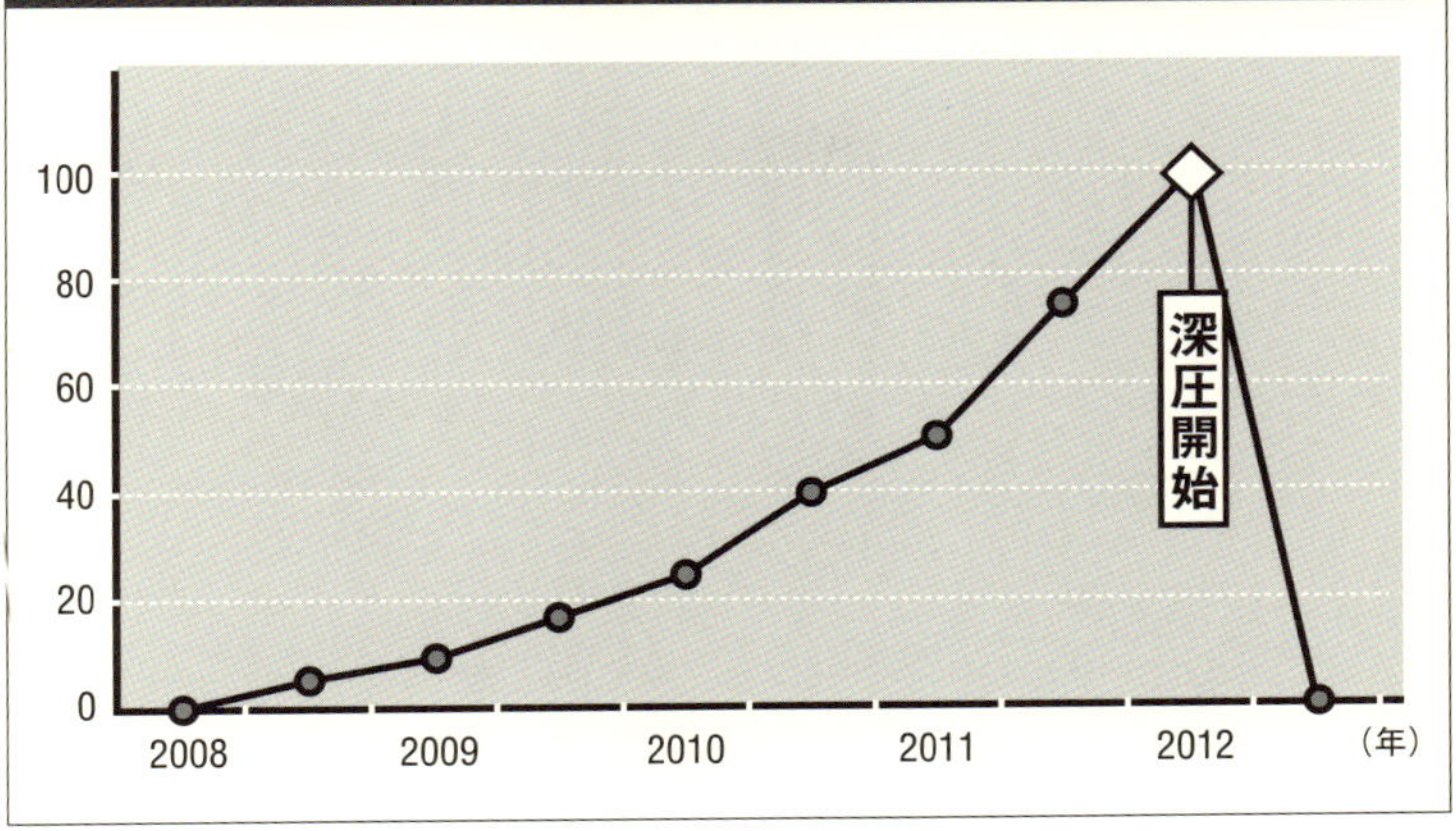

せています。

この方の場合、結果的に股関節痛の原因については誤診だったと思います。もし人工股関節手術をしたなら、順調に改善して「手術して良かった」と感じていたかもしれませんが、年齢を考えても手術を避けられて良かったと思いますし、今後も確実に人工股関節の手術を回避できる方です。

変形性股関節症の患者だけでなく、股関節が正常な方においても、過去に大きなケガや手術をした方や股関節の捻挫をした可能性のある方の場合、炎症が改善した後の筋肉の病気、いわゆる後遺症が股関節周囲の軟部組織にある可能性があります。このような方の場合、生活上や仕事上で無理が続いたときに筋肉が限界を迎えて急激な痛みが出ることは十分起こり得るのです。

もしも過去に大きなケガや手術や捻挫をした経験があったら、いまの股関節痛は骨や軟骨のせいではなく、股関節内の炎症によるものでもなく、単なる筋肉の病気が原因の股関節痛かもしれません。

以上により、皆さんに現れる股関節痛の原因は、次のいずれかと考えられます。

A．股関節痛は筋肉に現れているが、真の原因は股関節内の炎症である。

B．すでに炎症は治っていて、炎症の後遺症としての筋肉の中の痛みだけである。

皆さんが診察で明らかにされなければならないことは、骨の変形を股関節痛の原因と決めつけることではなく、炎症の有無や程度、そして筋肉に炎症の後遺症があるかどうかなのです。

痛みは関節包の内側か外側か

前述した股関節痛を鑑別する方法は、股関節痛の原因が股関節関節包という股関節の骨や軟骨を包む袋の内側にあるのか、外側の靭帯や筋肉にあるのかを見極めるものです。この鑑別は、手術をする前にも非常に重要となります。

東京の日産厚生会玉川病院の松原正明医師は、股関節痛を改善する目的で手術を希望する方には、必ず股関節痛の原因が袋の中にあることを確認する検査を実施します。その結果、袋の外に股関節痛の原因があると判断されたら、原則的にその患者には手術をしません。私もこのような鑑別検査が診察の基本として必要だと考えていますので、私の患者で手術を希望される方には玉川病院だけを紹介するようにしています。

また、例えば臼蓋形成不全があり「痛みが出たら手術を考えましょう」と医師から言われている方の場合でも、**その痛みが袋の中から出ている股関節痛なのか袋の外から出ている股関節痛なのかを鑑別しなければ、手術の適応が判断できない**と思います。例えば、**股関節の中にキシロカインなどの局所麻酔薬やステロイド剤を注射してみて、股関節痛の変**

化を調べる方法がひとつの方法になるでしょう。このテストの結果、股関節痛が劇的に改善するなら、股関節痛は袋の中にあったことになり、手術の効果が期待できます。ところが反対にまったく効果がなかった場合は、袋の外、例えば筋肉に問題があるための股関節痛だと判断できます。このようなときは、手術の効果が期待できない可能性もあると判断できます。

また、手術を受けたものの股関節痛は変わらなかったり、手術を受けてから股関節痛がさらにひどくなったりした方は、股関節痛の原因を探る診察法が間違って考えられていた可能性があります。これは手術の失敗ではなく、手術前の誤診です。

もうひとつの鑑別方法は、**現在出ている股関節痛の原因が筋肉にあると仮定して筋肉への施術を行い、経過を観察してみる**ことです。その結果、股関節痛が改善して効果が持続するならば、筋肉自体に問題があったということになり、まだ手術の必要性はないと判断できますし、いろいろな筋肉をほぐしてみても持続的な効果がなければ、股関節の袋の中の問題からの股関節痛と判断でき、手術の効果が期待できると判断できます。

もちろん、袋の中の問題だと判断されても、炎症は改善の可能性があるので、筋肉をほぐしながら、しばらく股関節痛の様子をみるという選択肢も考えられるでしょう。骨主体診療の場合は、股関節痛の原因が袋の外にあるとは考えませんので、股関節痛の原因を間違う可能性があるということを認識していただきたいと思います。

このような骨主体診療の考え方による診察の問題は、膝の治療でも多く見受けられます。膝関節にも袋（関節包）はありますが、「膝関節が痛い」と言う患者がいると、袋の中の痛みと決めつけて、ヒアルロン酸の注射をする医師がいます。原因が袋の中か外かを鑑別するために注射しているのであればまだ納得できますが、効果がないにもかかわらず何年間も同じ注射を続ける医師もいます。もしかすると袋の外の筋肉性の膝関節痛である可能性も否定できないのに、です。

私は以前、膝関節を専門としていましたので、今でも多くの膝痛の方も診ています。私は医師ではないので、袋の中への直接的な治療はできません。しかし、袋の外の筋肉の状態を整えることで、膝関節痛の真の原因がわかります。そうすると間接的に袋の中の改善を早められると考え、深圧というオリジナル療法で筋肉を正常に戻し、膝関節痛を取ろうとしているのです。主に膝を曲げるハムストリングスという筋肉に深圧を行うと、劇的な持続効果を得られることが多いのです。

股関節の炎症にステロイド剤を使う意義

人体は、傷つくと修復のために炎症を起こします。修復の過程で炎症は必要なのでしょうが、痛みを伴うのが厄介です。ここで、医学の初歩で必ず学ぶ「炎症の5徴候」をご紹介しましょう。炎症には、次の5つの症状があります。

1. 発赤《ほっせき》……局所が赤くなる
2. 腫脹《しゅちょう》……局所が腫れる
3. 発熱……局所に熱が発生する
4. 疼痛《とうつう》……局所に痛みが発生する
5. 機能障害…結果として機能に障害が起こる

4の疼痛が痛みのことです。人の体内には、痛みを発生させる物質であるアセチルコリン、セロトニン、ヒスタミン、ブラジキニン、カリウムイオン、アンギオテンシン、オキシトシンが存在することがわかっています。人体の一部が傷つくと、神経のある組織が傷んだ痛みに炎症による痛みが遅れて加わり、痛みを長引かせます。このときに体内では、炎症による痛みの主要物質であるブラジキニンがつくられます。

また、炎症が起きると、血液内の血小板からセロトニンが、傷ついた細胞からはカリウムイオンが、さらには肥満細胞からヒスタミンが出て、炎症による痛みが増幅します。ブラジキニンは血管を広げる作用や血管の透過性を高める作用も持っているので、炎症が起きると疼痛だけでなく発赤、発熱、腫脹が発生するのです。そして発赤、腫脹、発熱、疼痛の結果、関節が動かせない、筋力が出ないといった機能障害が発生します。例えば、足首を捻挫して、腫れて熱を持って痛みが出ると、足首を動かすことがつらくなりますね。これが機能障害と呼ばれるものです。変形性股関節症の患者の股関節にも、同様のことが起こっています。

股関節痛は、表向きとしては筋肉の痛みとして出ます。しかし、その真犯人として股関節内の炎症が存在する場合には、この炎症を止める治療がなされるべきです。うまく炎症を抑えられれば、筋肉も正常に近い状態でいられるからです。しかし、一旦炎症が強くなってしまうと筋肉も反射的に硬くなり、炎症性の痛み＋筋肉性の痛みのダブルパンチを受けることになってしまいます。

炎症を抑えるには、ステロイド系抗炎症薬（ステロイド剤）が有効です。１９５０年頃、人の体にもともと存在するコルチゾンというホルモンが、炎症に劇的な効果を示すことがわかり、この頃から炎症を抑えるステロイド剤の開発が始まりました。この薬は炎症を引き起こすもととなるプロスタグランジンの産生を抑えるので、炎症の５徴候を劇的に和らげることができます。

しかし、整形外科でステロイド剤を処方する医師はほとんどいませんし、皆さんもステロイド剤と聞いて反射的に思い浮かぶのが副作用という言葉ではないでしょうか。

変形性股関節症の炎症は股関節内という極めて局所に現れるため、大量投与、長期投与の必要性はなく、短期的に少量のステロイド剤の投与となります。ですから、ステロイド剤の副作用はまったくと言っていいほど考えなくていいと思います。

一方、非ステロイド性の抗炎症薬、消炎鎮痛薬（ロキソニンなど）は、長期の使用となるため、意外に副作用が多いということがわかってきました。また、痛みの一時的な改善には効果があるかもしれませんが、炎症そのものに対する強い効果は感じられないという一面もあります。**股関節痛があるからその痛みを軽減させようと考えるのか、股関節痛の原因のひとつである炎症自体を取ろうと考えるのかの違い**だと思います。私は、炎症さえ抑えられれば、反射的に筋肉が硬くなって股関節痛が出たり、股関節の可動域が阻害されたり、歩行が困難になったりするのが避けられると考えています。筋肉は、股関節内の炎症の影響を強く受けてしまうからです。

話をステロイド剤に戻しましょう。股関節痛の原因が関節包内に起きている炎症性の痛みなのか、それとも筋肉内に起きている循環障害による筋肉性の痛みなのかを鑑別する目的で1度だけステロイド剤を使用すれば、正確な診断ができる可能性が高いです。

しかし、私は股関節痛に対してステロイド剤を処方している整形外科の医師に会ったことは、たった1度しかありません。その医師の診察を受けた患者の話によると、股関節痛のために1回目に受診した際にステロイド剤のプレドニン（飲み薬）を処方され、3回の服用にて股関節痛がなくなったと言います。しかし、しばらくしてまた股関節痛が出たときは、プレドニンを3回服用しても効果がなかったそうです。プレドニンで効果がないということは、股関節痛の原因は股関節内の炎症ではないと判断して、松本深圧院の大阪店に来られました。その後、股関節痛は筋肉に対する深圧で改善し、とても良好な状態を保っています。このようなケースが増えてほしいと思います。

もう1人のケースは、ステロイド剤の注射を受けた方です。受診科は麻酔科（ペインクリニック）でした。その方は、足を床について離すときに痛みがあったのですが、1度目の注射でこの症状はなくなりました。この方の変化は小さなものでしたが、その痛みがなくなったおかげで、停滞していた歩行の改善が一気に進みました。

ちなみに、私の腰の骨にも重度の変形があります。その影響もありひどい腰痛になったときに、6年間に2回、ステロイド注射を受けたことがあります。どちらも、1度きりの注射で痛みが100％改善しました。これは担当医師の触診に続いて行われました。結果的に、私の腰痛は筋肉性の腰痛ではなく、炎症性の腰痛だったということです。いま思うと、素晴らしい診察に基づいた素晴らしい治療だったと思います。これこそ炎症主体診療そのものでした。

私のような結果が、すべての変形性股関節症患者に現れるとは言えません。改善が出てもそれは5％だけかもしれませんし、50％かもしれません。しかし、たとえ5％だけの改善でも、その改善をきっかけとしてどんどん改善していく患者もいることは事実です。

皆さんにとって最も重要なことは、**担当医師が皆さんの股関節痛の原因を骨だけと判断するのか、他の原因まで考慮して股関節痛の原因を追求する姿勢があるかどうか**です。ステロイド剤の使用を非常に嫌がる医師は多く、副作用を非常に誇張して説明しますが、目の前に股関節を痛がっている患者がいるのだから、その場で痛みを取る努力をしていただきたいと思います。私はそう考えます。

そう考えると、炎症が強いときの股関節痛を取ってくれる可能性があるのは、整形外科の医師以外です。それは、ステロイド剤の処方を熟知した麻酔科医（ペインクリニック科）の医師であり内科の医師です。手術を考えない時期であれば、変形性股関節症が炎症性の疾患であると理解されている麻酔科や内科の医師のもとでも、劇的な効果が期待できます。

最近私は、手術をお考えの患者さんには股関節専門の整形外科医を、手術をお考えでない段階の患者さんには、手術を勧めない整形外科医はもちろん、麻酔科や内科の医師とコンタクトを取ってご紹介しようとも考えています。炎症を抑えることが重要だと考える医師であれば、患者の情報を共有することでより良い治療ができると思うからです。

股関節を専門に手術をする医師は必要ですし、確実に増えてきています。一方、手術を考える前段階として、股関節に起きている炎症に対応できる麻酔科や内科の医師が増えてきてもよい時期だと思うのです。変形性股関節症を炎症が主体の病気だととらえ、皆さんの股関節に起きている炎症さえコントロールできればいいのです。

そう考えると、皆さんにとっての名医は、整形外科、麻酔科、内科に限らず、皆さんの股関節痛を楽にしてあげたいという気持ちのある医師ならば何科でもよいわけであって、意外と自宅の近くにいるのかもしれません。

炎症が骨や軟骨を変形させる

変形性股関節症は、一次性股関節症と二次性股関節症に分けられます。

一次性股関節症とは、老化で軟骨細胞の減少が起こることによる変形性股関節症を言います。この場合、一般的には炎症はないと説明されています。しかし、結果的には軟骨の破片などが関節包内を刺激して炎症は起こります。

私は、「炎症はない」とは、炎症が原因の変形ではないという意味だと解釈しています。実は、炎症には軟骨や骨を変形させる作用があるのです。しかし、高齢者に起こる一次性の変形性股関節症は老化が原因でその後に炎症が起きるのであって、最初に炎症が起きることによって軟骨や骨の変形が生じるのとは意味が違うと考えています。

一方、日本人に多いのは二次性の変形性股関節症になります。先天性股関節脱臼や臼蓋形成不全、骨頭壊死などのはっきりとした原因（基礎疾患）がある変形性股関節症のことを言います。

一次性の変形性股関節症は65歳以上の高齢の方に多く発症するのに対し、二次性の変形性股関節症は比較的若い方に多く発症します。

二次性の変形性股関節症の場合、まず股関節内に炎症が起こります。股関節はかなり深部に位置するにもかかわらず、皮膚の表面でも熱感のある方もいるくらいです。軟骨や骨が変形するのは、骨折を治したり古くなった骨の細胞を新しくつくり直すために本来なら良い意味で大活躍する破骨細胞という細胞が、悪い意味で活発に働いてしまうからです。

例えば、骨折して骨が曲がってくっついてしまったときに、破骨細胞は余分な骨を破壊して、必要なところには骨芽《こつが》細胞が新しく骨をつくって、曲がってくっついていた骨をまっすぐに戻す働きがあります。また、すべての骨は、古くなった部分を破骨細胞によって壊し、破壊された部分を骨芽細胞によって新しく再生することで、必要な強さとしなやかさを保っています。

〝骨を破壊する〟という名前を持つ破骨細胞ですが、普段は良い仕事をしているのです。ところが、一旦股関節内に炎症が起こってしまうと、細胞内から分泌されるタンパク質である炎症メディエーターと呼ばれる活性物質が破骨細胞を刺激して、破骨細胞の数が増加することによって、軟骨や骨を傷つけてしまうのです（病的骨吸収）。したがって、股関節内に炎症が起こることは、ただ単に股関節痛の原因となっているだけでなく、軟骨と骨の変形の一因ともなっているのです。

炎症は見つけにくい

変形性股関節症による炎症は、股関節内という非常に深部の狭い範囲の炎症です。この種の炎症は、非常に強い炎症でない限り見つけにくいものです。慢性関節リウマチのような全身の炎症であれば血液検査で炎症を見つけることができますし、膝関節や足関節ならば体の表面から触診が可能なくらいの浅層に存在するので、関節の周りを触れば熱感は簡単に触診できます。反対側の膝や足と比べれば、腫《は》れているかどうかも一目瞭然です。膝関節内にたまった水（関節水腫）も簡単に触診で見つけることができます。

変形性股関節症でも炎症が強い場合は、鼠径部の中心の股関節部（スカルパ三角という部位）触診で炎症を見つけることはできます。スカルパ三角とは、鼠径靭帯、縫工筋《ほうこうきん》、長内転筋で囲まれた三角形のことで、この中に動脈静脈神経が通り、その奥に股関節があります。深い位置にあるため股関節の炎症の有無を触診で探すのは難しいですが、炎症が強いとスカルパ三角内を押したときに圧痛があり、熱感を感じるのです。このスカルパ三角の触診は、医師が炎症の状態を知ろうとしなければ行われません。また、炎症によって股関節内に水が溜まっていれば、ＭＲＩ検査で炎症を見つけることができます。

しかし一般的にはレントゲン写真を主として骨主体診療が行われ、痛み止めの薬と湿布が処方されます。骨主体診療を行う医師は、変形性股関節症の原因は骨や軟骨だけと考えて、股関節内の小さな炎症を始めから見つけようとしていないと言ったほうが正しいと思います。

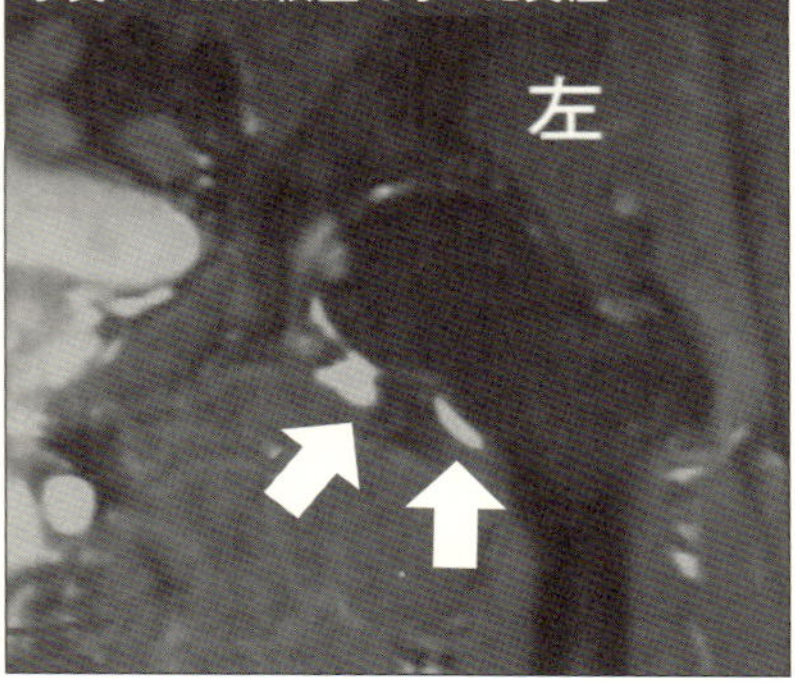

写真7　MRI検査で写った炎症

股関節診察の基本はスカルパ三角の触診であると私は考えます。**股関節の炎症を見つけようとする触診は特別なことではなく、膝関節や足関節では常識的に行う基本中の基本**です。股関節の炎症を見つけようとする診察が行われていない現状がいかにひどいかということがご理解いただけると思います。

皆さんの炎症は、見つけられなくてはなりません。炎症を見つけようとしない限り、皆さんの股関節痛の原因がわからないからです。股関節痛の原因が股関節内の炎症なのか、それとも筋肉の病気による循環障害なのかがはっきりすれば、治療法が明確になります。では、炎症主体診療を広めたい私はどのようにして股関節内の炎症を判断しているのかを説明しましょう。

1．基本の股関節の触診法

スカルパ三角を軽く押してみて炎症の有無を確認します。これで炎症があると判断される方は、かなり強い炎症がある方です。

2．仰向けに寝た患者の股関節をゆっくり動かして確認する方法

股関節の関節可動域や、どの方向に動かしたときに痛みがあるかをチェックします。これは後々、治療の参考になります。もう1点チェックするのは、関節を動かしたときの抵抗感です。股関節内に炎症があるときは、炎症の程度に比例するような抵抗感が生じます。

患者は力を抜いているので、正常な股関節ならばまったく抵抗感なく軽く動かすことができます。しかし、股関節内に炎症があると、筋肉に無意識に力が入り、筋肉の緊張が強くなっているので、私には抵抗感が感じられます。患者の股関節をゆっくり動かすことからは、非常に多くの情報が得られます。炎症の有無や程度も、このテストでかなりわかるのです。

3. 痛みや違和感を訴えている筋肉をほぐして、その後の痛みの経過を観察する方法

深圧による筋肉の治療は即効性があるので、ほとんどの方の痛みは改善します。しかし、私が最も重要視しているのは即効性ではなく効果の持続性です。2週間〜1カ月後、次に治療に来られたときに、まず前回からの痛みの経過をお聞きします。前回の治療の効果がまだ続いているならば、股関節内にはほとんど炎症はないだろうと判断します。

また、効果が1週間程度続いたが、また痛みが出てきている場合には、股関節内にはまだ弱い炎症があると判断します。

さらに、前回の治療後には痛みはほとんどなくなっていたにもかかわらず、その日自宅

に着く頃にはもう痛みが戻ってきたという場合には、股関節内にはまだ中程度～重度の炎症があると判断します。

私は、主に2と3の方法で患者さんの股関節内の炎症の程度を判断しています。

このように股関節の炎症は見つけにくいものですが、患者の体や痛みをしっかり観察することによって炎症は見つけられるものなのです。

足首の捻挫や五十肩と股関節症の経過は同じ

股関節に炎症が起こったとき、股関節の靭帯や股関節周りの筋肉にダメージが起こることが十分考えられますが、これらはレントゲン写真には写りません。このような現象は、股関節に限らず他の疾患でも見られることです。変形性股関節症は特別な疾患と考えられがちですが、実は他の疾患と同じ経過を示しているのです。

皆さんの多くも経験していると思われる足首の捻挫や五十肩を例にご説明しましょう。

足首を捻挫すると、炎症の5徴候が現れますね。前にご説明したように、腫れて赤くなって熱を持って痛みが出て、そのために足首が動かせず体重がかけられなくなります。

整形外科を受診するとレントゲン写真を撮るのは、骨折があるかどうかを調べるためです。レントゲン写真に異常がなければ、足関節捻挫の診断名がつきます。

足首に起こった炎症の5徴候は、どんどん悪化するものではありません。これは皆さんもよくご存じだと思います。3~4日をピークに、その後炎症は徐々に改善するでしょう。1カ月もするとほぼもとの足首に戻りますが、この間は足首を治すことだけに集中し、筋力が低下したらいけないからと炎症のあるうちから筋トレをする人はいないでしょう。病院の医師も、炎症が落ち着くまでは運動はやめさせるでしょう。

足首の炎症がかなり改善すると足首の痛みがなくなるので、足に体重がかけられるようになります。その後は徐々に運動ができるようになり、筋力は意識的にトレーニングをしなくてもしっかりと強化されていきます。

また、五十肩も多くの方が経験されていると思います。これは、肩を動かすことによってどうしても筋や腱の一部に傷がつく場所があり、それが長い間繰り返されて小さな刺激が積み重なったことによるケガです。例えば、筋肉や腱に穴があいたり一部が切れたりするのです。筋肉や腱が傷つくと炎症が起こります。炎症のあるうちは筋トレ禁止です。もちろん痛みが強くて筋力トレーニングはできませんが、この時期には、関節の可動域を維持、改善するような軽い体操を指導されるのが一般的です。

五十肩による炎症はピークを迎えた後、徐々に改善します。炎症が改善してくると、関節の動きも良くなり腕も自由に使えるようになるので、筋力は自然と強化されてきます。

これまで説明してきた足首の捻挫や五十肩は、なにも特別な病気ではなく、皆さんも経験したことのある病気ではないでしょうか。そして、これらの病気は一時的には悪化するものの、ある時期からはだんだん症状が改善していくということをご存じだと思います。

私は、**股関節痛や膝関節痛も、骨に異常があったとしても足首の捻挫や五十肩と同じ治癒過程を示す**と考えています。現に同じ経過を示す方が多くいらっしゃるので、私はこの考え方に確信を抱くようになりました。もちろん、大学病院に勤務していた頃には想像もできなかった考え方です。

慢性関節リウマチとの共通点

皆さんの中には、慢性関節リウマチと聞くと関節が変形する整形外科の病気と考える方も多いかもしれません。しかし、慢性関節リウマチは基本的には内科の病気です。変形性股関節症と同じく女性に多い病気で、全身に炎症が起こる病気です。したがって、まずは炎症を抑える治療が主になります。

最近では、免疫力を抑えることで自分の免疫細胞が関節を攻撃して傷めるのを防ぐ薬が用いられ、効果を上げていますが、炎症を主とする病気なので基本的には炎症を抑える治療が主となります。

私は多くの慢性関節リウマチの患者も診ています。血液検査上の炎症の数値が安定している方で、炎症性の痛み以外の筋肉性の痛みに対して深圧を行っています。ただし、全身に炎症が強く出ていて炎症性の痛みが強いときは行いません。

もしも慢性関節リウマチと同じように血液検査上で股関節に限局した弱い炎症が発見できる検査方法があったなら、変形性股関節症の治療はもっと炎症に主眼を置くかたちとなるでしょう。しかし、残念ながら現在そのような簡易的な検査法はないようです。誰か、簡単に股関節の炎症がわかる検査法を発明してくれないものかと思います。

それ以前の段階として、「変形性」という和訳がなされた時代から、変形、すなわち、骨と軟骨を見ることが診察の中心となっている骨主体診療の現状では、炎症を調べようとする思考すら感じられません。もちろん、骨や軟骨をしっかり診てほしい、でも同等に炎症の状態も診てほしいものです。

股関節内の炎症はレントゲン検査でも血液検査でも異常が出ませんが、前にも書いたように痛みの程度や触診、関節を動かしたときの抵抗感などを調べることでその程度をおおまかに把握することは可能です。変形性股関節症と慢性関節リウマチ、基本的には異なる病気ですが、考え方は同じ部分もあると思います。

大腿骨頭壊死の正体も「炎症」

股関節の大腿骨頭は、人間の他の組織と同様に血管からの栄養によって養われています。

その血管に何らかの原因で異常が発生して、血流が滞《とどこお》ったり途絶えたりする病気が、大腿骨頭壊死という病気です。

例えば大腿骨頭への血流が50％滞ると大腿骨頭の50％だけ壊死します。しかし、残りの50％の大腿骨頭には血液からの栄養が行きわたりますので、50％は形を残します。50％の大腿骨頭壊死が起きるときに、股関節内の炎症が発生します。炎症がかなり強く、痛みのため足に体重をかけることも困難になりますので、杖を使うことが多くなります。

ところが、初期の股関節内の炎症が治まると、50％の形を残した大腿骨頭のままで体重をかけることも可能になり、運動ができるまで回復する方もいます。炎症は一時期の問題で、進行も50％で止まります。皆さんはどんどん進行していくと考えるかもしれませんが、50％の大腿骨頭が壊死した後は、歩きやすいように大腿骨頭が修復されるだけです。炎症が治まった後は筋肉の痛みのみとなるので、炎症が治まれば筋肉への治療が主になります。

この病気は難病指定を受けているために、どんどん進行するようなイメージが先行し過ぎているように思います。レントゲン上に骨や軟骨の異常が現れるため手術を勧められることが多いと思いますが、手術を考えるのは、炎症が落ち着いた後に筋肉の治療をしてみてからでも遅くないと思います。

私の患者さんの中に、大腿骨頭への血流が100%途絶えた方がいます。その血管が養っている部分の100%とは、実は大腿骨頭全体ではありません。大腿骨頭の下のほうは別の血管によって養われているからです。結果的に、ある血管が養っている部分は100%壊死しているのですが、大腿骨頭の大きさでいうと半分くらい残っていました。この方の経過を紹介します。

症例5……Eさん　50歳代　女性　未手術

Eさんに初めてお会いしたのは11年前になります。その際に持って来られたレントゲン写真には、大腿骨頭が黒く写っていました。しかし、Eさんの足の長さを測ると、片方が2㎝短くなっていました。お持ちになったレントゲン写真から数カ月の時間が経っていたので、その間に大腿骨頭が壊死していたようでした（その後のレントゲン写真では大腿骨頭の半分がなくなっていました）。

炎症があった初期はかなり痛かったようで、杖は使っていませんでしたが片方の足で跳びはねるような歩き方をしていました。炎症が落ち着くまでに半年以上かかりました。炎症が落ち着くと、痛みはまったくなくなりましたので、どんどん足に体重をかけるように指導しました。その結果、片方の長さは２㎝ほど短いものの、その短いほうの足でバランス良く片足立ちができるようになりました。

もちろん人工股関節手術を受けて足の長さを揃える方法もひとつの選択肢ですから、Ｅさんが望めば賛成するつもりでいますが、ご本人は絶対手術はしないという考え方です。現在は九州で保母の仕事をされて忙しい毎日を送っていて、疲れを取る程度の施術を年１〜２回行っています。

この大腿骨頭壊死の原因は栄養を届ける血管のトラブルですが、主な症状は炎症です。炎症は一時期強くなりますが、進行性ではなく、放物線を描くように改善します。炎症がなくなれば、しっかりと体重がかけられるようになります。これが、大腿骨頭壊死という病気の本当の姿です。

この病気には特殊な例もあります。内科の病気で、大量もしくは長期にステロイド剤を服用している方の副作用としての大腿骨頭壊死です。この場合、稀に炎症の程度が強く長引く方がいます。かつて私も2人経験しました。そのうちのお1人を紹介します。

症例6……Fさん 30歳代 女性 全身性エリテマトーデス 両側大腿骨頭壊死

Fさんは、ステロイドの大量および長期投与による大腿骨頭壊死の影響で、関節内に強い炎症が起こってほとんど足が開かない状態でお見えになりました。股関節の可動範囲がとても狭くなっていて、生活に大きな支障をきたしていました。

私が30歳代の方に手術を勧めることは非常に少ないですが、この方には人工股関節手術を勧めました。その理由は、股関節の可動範囲が狭いというのもありましたが、それよりもFさんは人生に消極的になっていて、男性に交際を求められても必ず断っているという話を聞いたからです。Fさんの人生を考えたとき、これでは良くないと強く感じました。

結局、Fさんは両側の人工股関節手術を受けられ、生活が楽になったと喜んでくれました。

その直後、結婚したという報告を受けました。

大腿骨頭壊死の患者には、稀にこのような方がいますが、多くの方は、炎症さえなくなれば痛みなく動けるようになります。その名前から非常に怖い病気のように感じられますが、大腿骨頭の血流障害によって一時的に股関節内に炎症が起こる病気と考えるとわかりやすいでしょう。この病気も主体は炎症なので、骨主体診療で考えるより炎症主体診療で考えるほうが自然だと思います。

ペルテス病の痛みの原因も変形ではない

ペルテス病は、5～8歳頃の男の子の股関節に起こりやすい大腿骨頭壊死と考えるとわかりやすくなります。ただ、原因は異なります。

成長期には大腿骨頭の部分は2つに分かれていて、その間（骨端線《こったんせん》）で骨が成長しています。この骨端線に異常が発生して炎症が起こる病気です。やはり初期には非常に強い炎症が起きるので、杖をついて足をかばうことが多いと思います。しかし炎症が治まると、「中学や高校では普通に運動をしていた」という方が多いです。

骨の基本的な形は、子供の頃から大人になってもほとんど変わりません。ペルテス病の患者さんの骨の形は確かに正常ではありませんが、どんどん形が変化するものではありません。骨の形は子供の頃からほとんど変わらないにもかかわらず、股関節周囲の痛みはかなり変動します。

基本的には、筋肉の疲労が取れきれず、疲労が限界になっているときに強い痛みを感じます。しかし、病気の主症状である股関節内の炎症は子供の頃にすでに落ち着いているので、大人になってから現れる筋肉の痛みさえコントロールできれば、手術を回避できる方も多いのです。しかし、股関節の形によっては無理がききにくかったり、生活上で若干の支障も出たりするため、このような不便さが我慢できない方の中には、人工股関節の手術を選択する方もいます。

ペルテス病による変形性股関節症もやはり、どんどん進行するものではなく、硬くなって痛みを出している筋肉をほぐしてみると意外と痛みはなくなるものです。これがペルテス病の正体です。

ヘバーデン結節の経過が証明すること

ヘバーデン結節は、最も先端の指関節に起こる変形性関節症です。股関節に起こる変形性関節症を変形性股関節症と呼び、指関節に起こる変形性関節症をヘバーデン結節と呼ぶのです。

つまり、ヘバーデン結節と変形性股関節症は起こる場所が違うだけで、同じ病気なのです。では、このヘバーデン結節で整形外科を受診したとき、病院の先生方はどのように説明するのでしょうか。変形性股関節症と同じ病気だから、どんどん悪くなっていずれ指が使えなくなるとでも説明するのでしょうか。

まず間違いなく100%の医師が次のように説明するでしょう。

「ヘバーデン結節ですね。放っておけば炎症がなくなった頃には変形が落ち着き、治ります」

そうです、炎症が放物線を描くように落ち着くと痛みは取れ、炎症が強い時期に変形が起こり、その変形は残りますが、指はほぼ普通に使うことができるようになります。骨と骨が当たって痛いとか、どんどん進行するなんて説明はありません。変形性股関節症と同じ病気なのに、です！

写真8　ヘバーデン結節の症例

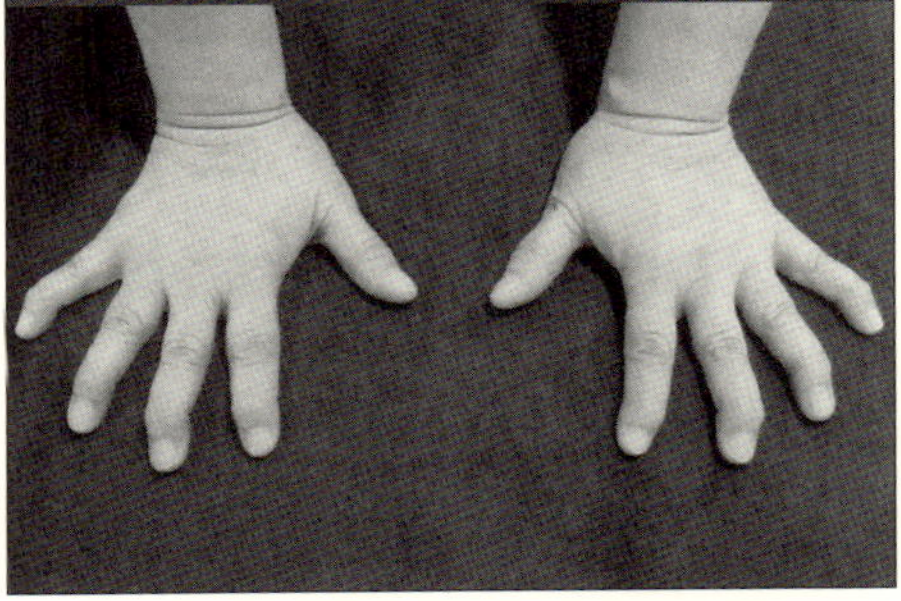

ヘバーデン結節では、明らかに炎症主体診療のかたちで考えられています。しかし、同じ病気であるにもかかわらず、変形性股関節症になると急に骨主体診療の考え方になってしまうのです。もちろん手と足の違いはありますが、同じ病気であることには間違いありません。皆さん、おかしいと思いませんか。

この同じ病気に対する診療方法の違いは、おかしいでは済まされない問題です。変形性股関節症に対する診療方法を考え直さないと、いつか大きな問題が起こるように思われてなりません。

何らかの原因によって組織がダメージを受けると、炎症が起こり変形をもたらしますが、その炎症は放物線を描くように改善します。炎症がなくなると、もう骨は変形せず一定となります。つまり、骨の変形は必ず関節内の炎症と連動するのです。

これは股関節だろうが、膝関節だろうが、指関節だろうが、人体のあらゆる関節の持つ原則なのです。

炎症が取れたら筋肉は取り返せる！

先ほど足首の捻挫を例にお話ししたように、炎症が強い時期、つまり、強い痛みがある時期はできる限り患部の安静を保ち、必要最低限の生活活動にすべきです。股関節痛をさらに悪化させる原因になるので、運動は危険です。この時期に運動を行うと、炎症も筋肉の病気もますます悪化して痛みも増し、その結果が「進行性」に見えるのです。その背景には、初期の炎症への対応不足や筋トレを主とする運動の推奨が潜んでいます。

でも、そうなると筋力が低下するんじゃないかと思いますよね。そうです、筋力は低下するのです。言い換えると、**炎症があって股関節痛があるときに筋力は低下していいのです**。筋力が低下したから痛みが出たと考える方も多いですし、医療従事者の中にも漠然とそう考えている方が意外といるようですが、**筋力低下自体は股関節痛の原因ではありませんので、ご安心ください。**

皆さんの中には「筋力低下恐怖症」に陥っている方が多く見受けられます。患者にこうした考えを生じさせるのは、医療従事者が連発する「筋トレしなさい」「プールで運動をしなさい」という言葉です。ここが骨主体診療の大きな欠点で、レントゲン写真や血液検査上では異常が出ない炎症と筋肉の病気を無視しています。また、運動療法や運動生理学を学んでいる医師が少ないということも、筋トレ重視に拍車をかけていると私は思っています。

変形性股関節症による股関節痛は、いつまでも右肩上がりに続くものではありません。炎症前期から炎症最大期は筋トレではなく筋肉をストレッチ（ほぐすこと）しておけば、炎症のピークを越えた炎症後期には、炎症と筋肉の痛みの軽減に伴って痛かったほうの足にも体重がかけられるようになり、動く量が無意識のうちに徐々に増えてきます。次第に筋肉が戻ってきて自然と動けるようになります。

私は、この時期の患者さんには、筋肉をストレッチしてできるだけ股関節痛の程度を軽くした状態で、悪いほうの足にできる限り体重をかけることを指導しています（患側荷重法《かんそくかじゅうほう》）。**人の足は、体重をかけることによって骨を強くし筋肉を強くできる**からです。この方法については、２２８ページで詳しくご説明します。

体重をかけるのは、あくまでも筋肉をほぐして筋線維をストレッチさせてからです。もちろん、体重をかけると痛みが出る方には勧めていません。皆さんは驚くかもしれませんが、ほとんどの患者はこの運動ができます。

痛いほうの足に体重をかけると骨や軟骨が壊れるのではないかと思う方もいらっしゃるでしょうが、それが骨主体診療の考え方なのです。あくまでも骨や軟骨の変形は、炎症によって起こるものなのです。したがって、この時期に体重をかけようがかけまいが、炎症の強さによって変形は起こるものです。

私は、**筋肉をほぐして筋肉をできる限り正常に近づけることによって、股関節の衝撃吸収力を高められ、炎症の改善効果もある**と考えています。

股関節痛があるときは、筋トレよりも筋肉をほぐすか筋ストレッチをする時期。股関節痛があるときは、筋力低下があっていい時期。股関節痛が軽減してきたら、筋力は取り返せるのです！　各時期の過ごし方については、第3章で詳しくご説明します。

第3章

「炎症の山」の乗り越え方

山の向こうに希望あり!

「変形性股関節症は進行性です」

そう説明されたら、普通の人は何もなす術がないと考えてしまうでしょう。実際、病院では手術以外に治療の選択肢がありません。そのことは患者が一番知っています。患者も「治療をしよう!」という気持ちにもなれません。そして、将来への不安が生じて悲観的になります。これを医療と言えるでしょうか。

しかし、「この病気は股関節の炎症であって、その経過は放物線を描く改善可能な病気です」と説明されたら、少し光明が見えてくるように思いませんか?

確かに、炎症の山を考えるとつらい時期もあります。しかし、私はこのつらい時期のダメージを軽くして、炎症自体も短期化できると確信して深圧を行っています。つらいときには、次の言葉を呪文のように唱えて炎症の山を乗り越えましょう!

「炎症の山の向こうに希望あり!」

しかし、実際の感覚としては、股関節症になって坂道を転がり落ちるように悪化したという方は多いでしょう。炎症の影響で硬くなった筋肉にどんどん疲労物質や発痛物質がたまってくると、どんどん足の動きが悪くなり、しまいには急に足が動かなくなることもあります。では、このときにレントゲン上で急に骨が潰《つぶ》れているかというと、そのようなことはありません。

病院でも何とかしようとしているとは思うのですが、骨主体診療の範囲では患者が転げ落ちるのをそばで黙って見ているだけという印象が拭えません。皆さんの中にもそう感じている方は多いのではないでしょうか。「整形外科へ行っても何もしてくれない」という言葉をよく聞きます。非常に残念な言葉です。私もかつては整形外科病院に勤務していたことがありますし、大学病院でも勤務していた立場から考えると、残念で寂しい言葉です。

いまの私にできるのは、まずは患者が坂道を転がり落ちないように支えること、また、いままさに坂道を転がり落ちている患者を見たら、坂道の下に回ってそれを受け止めることだと思っています。勢いよく坂道を転げ落ちている患者を受け止めたときは、その勢いに押されて少し後ずさりすることもあります。しかし、この後ずさりにはブレーキが利いているので、転げ落ちるスピードは弱まり、やがて止まって、それからは逆に坂道を上り始めます。そのようなケースを紹介しましょう。

症例7……Gさん　50歳代　女性　未手術

Gさんに初めてお会いしたのは、2010年です。この頃のGさんはまさに坂道を転がり落ちている状態でした。基本的に手術を受けたくないというお考えでしたので、坂道の下からGさんを支えて、転がり落ちるスピードを抑える段階からの深圧施術になりました。図9の◇の時点で、深圧を開始しました。グラフを見ていただくとわかるのですが、その後、股関節痛は悪化しています。しかし、坂道から転げ落ちているGさんにブレーキがかかり始め、2012年からは改善傾向に向かい始めました。

その時点になって、過去を振り返ったとき、炎症のピークを過ぎたことがわかりました。2013年の炎症後期に入ってからは、股関節痛は明らかに軽減して動ける量が増えつつあります。このような状態になれば、もう炎症が再燃することはありません。炎症の収束

図9　Gさんの股関節痛の経過

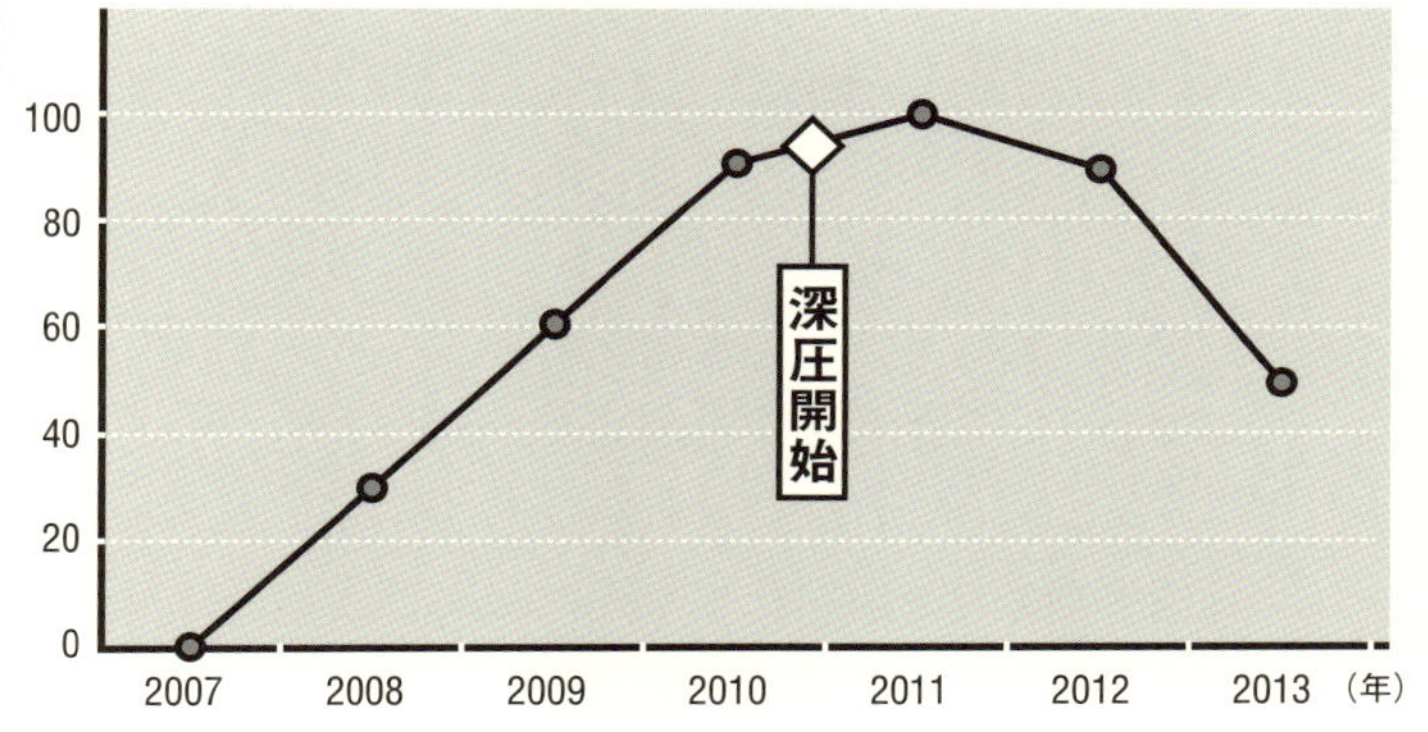

に伴い今後もどんどん活動量が増えていくでしょう。骨の変形は一定となり、股関節痛が出たとしても、一晩寝れば取れるようになっていきます。

これまでにも説明してきたように、炎症の経過は放物線を描きます。坂道を転がり落ちていくのではなく、「炎症の山の向こうに希望あり！」と考えましょう。この炎症の山を越えれば、あとは良くなるだけなのです。

次に、炎症の経過におけるそれぞれの時期の正しい過ごし方を説明していきましょう。

炎症前期の過ごし方

特にケガなどの原因がないのにもかかわらず、初めて股関節痛を感じた頃から始まることの多い炎症前期は、炎症のピークに向かい徐々に炎症が強くなる時期です。この時期には**股関節内の炎症性の痛みと、その炎症の影響を強く受ける筋肉の痛みの両方が混在**します。

筋肉に施術すると即効性はありますが、効果の持続性は難しい期間です。個人差が大きいため、この炎症前期がいつまで続くのか、ピークの高さはどのレベルなのかを推測することは非常に困難です。

骨や軟骨の変形は、炎症前期にだけ起こります。炎症前期の右肩上がりの直線は、一見進行性に見えます。この病気は進行性だと説明を受けている方は、漠然とした不安や絶望感を感じることがある時期です。この時期に手術を検討することは間違いではありません。しかし、手術は受けたくない、または年齢的に手術を遅らせたいとお考えの方は、炎症のピークを過ぎて炎症後期に入ればやがて痛みや動作が楽になるという希望を持って、この

図10　炎症性の痛みと筋肉性の痛みの関係

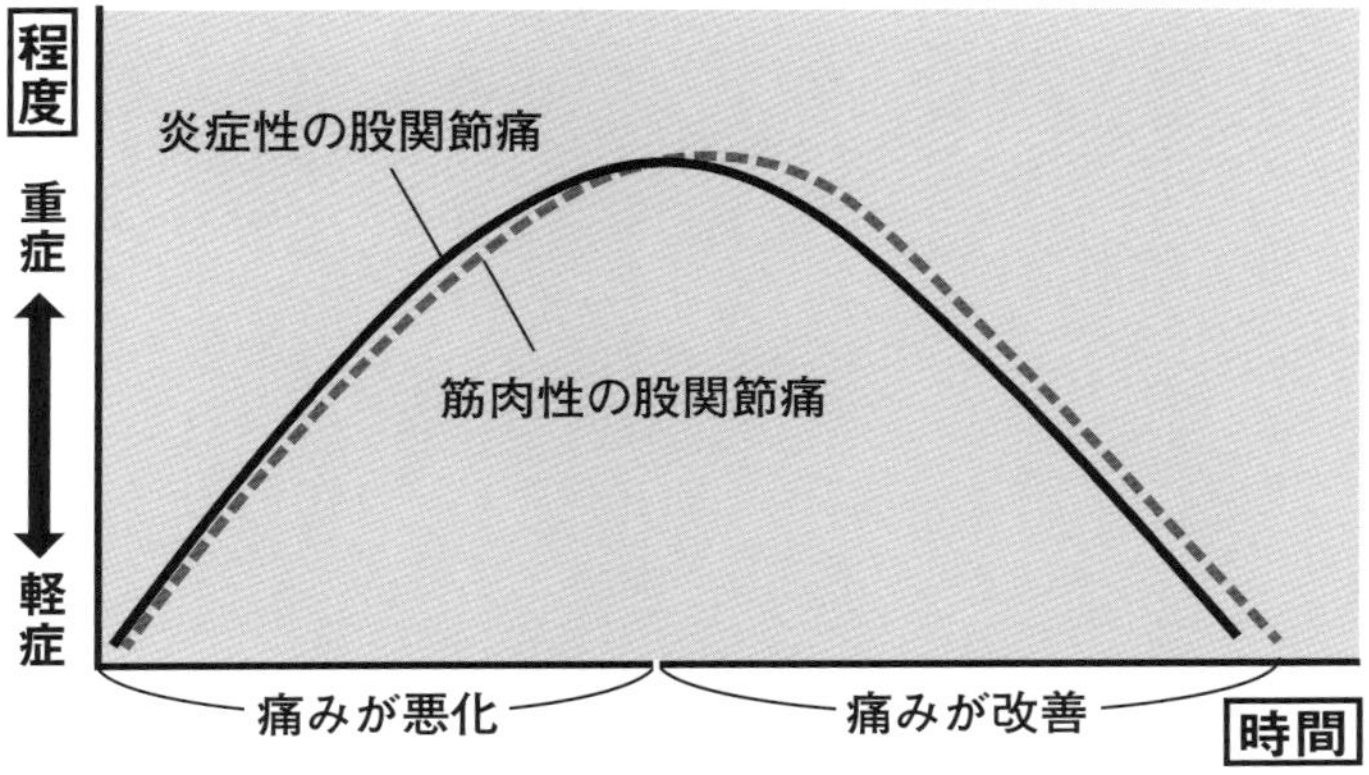

病気と対峙すればいいのです。

図10をご覧ください。実線が炎症性の痛み、破線が筋肉性の痛みを表しています。股関節周囲の筋肉の病気による痛みは、原則的には炎症の経過と並行して放物線状に悪化、改善をするものです。

ただし、筋肉痛が炎症と並行するには条件があります。それは、炎症初期の頃に筋肉内の疲労と発痛物質を定期的に取り除いておくことです。わかりやすく説明すると、炎症前期に定期的に筋肉をほぐして筋肉内の血流を改善しておくことが重要なのです。そうしておけば、炎症がピークを迎えてからの炎症後期の炎症の減少に伴って筋肉痛も減少していきます。

では、炎症前期に筋肉をほぐしていない場合はどうなるかを表したのが図11です。炎症がピークを迎えてから炎症は徐々に減少するのに、破線で表したように、筋肉性の痛みはある程度減少した状態で止まり、ほぼ一定となります。ほぼ一定で落ち着いた筋肉痛は、日常生活上はそれほど痛みを感じませんが、生活の中で無理が徐々に蓄積され、強い負担がかかったときに急激な痛みとなることがあるのです。

炎症後期に入り、炎症自体は徐々に減少しているにもかかわらず、筋肉性の痛みが炎症と並行して徐々に改善せず、生活上の無理によって増減してしまう状態を〝**筋肉の暴走**〟と呼んでいます。これは、生活上の無理に問題があるのではなく、筋肉の状態が悪過ぎることが問題なのです。この時期に来院された方はすでに炎症が終わっているため施術後に劇的に改善することがあります。

筋肉の暴走を防ぐためには、炎症前期に筋肉を定期的にほぐして柔らかさを保つように努めることをお勧めします。この時期に筋トレを行うと、筋肉はさらに短縮して硬くなってしまい、循環障害が悪化する可能性があります。その結果、炎症性による痛みに加えて

図11　炎症前期に筋肉をほぐしていない場合の痛みの経過

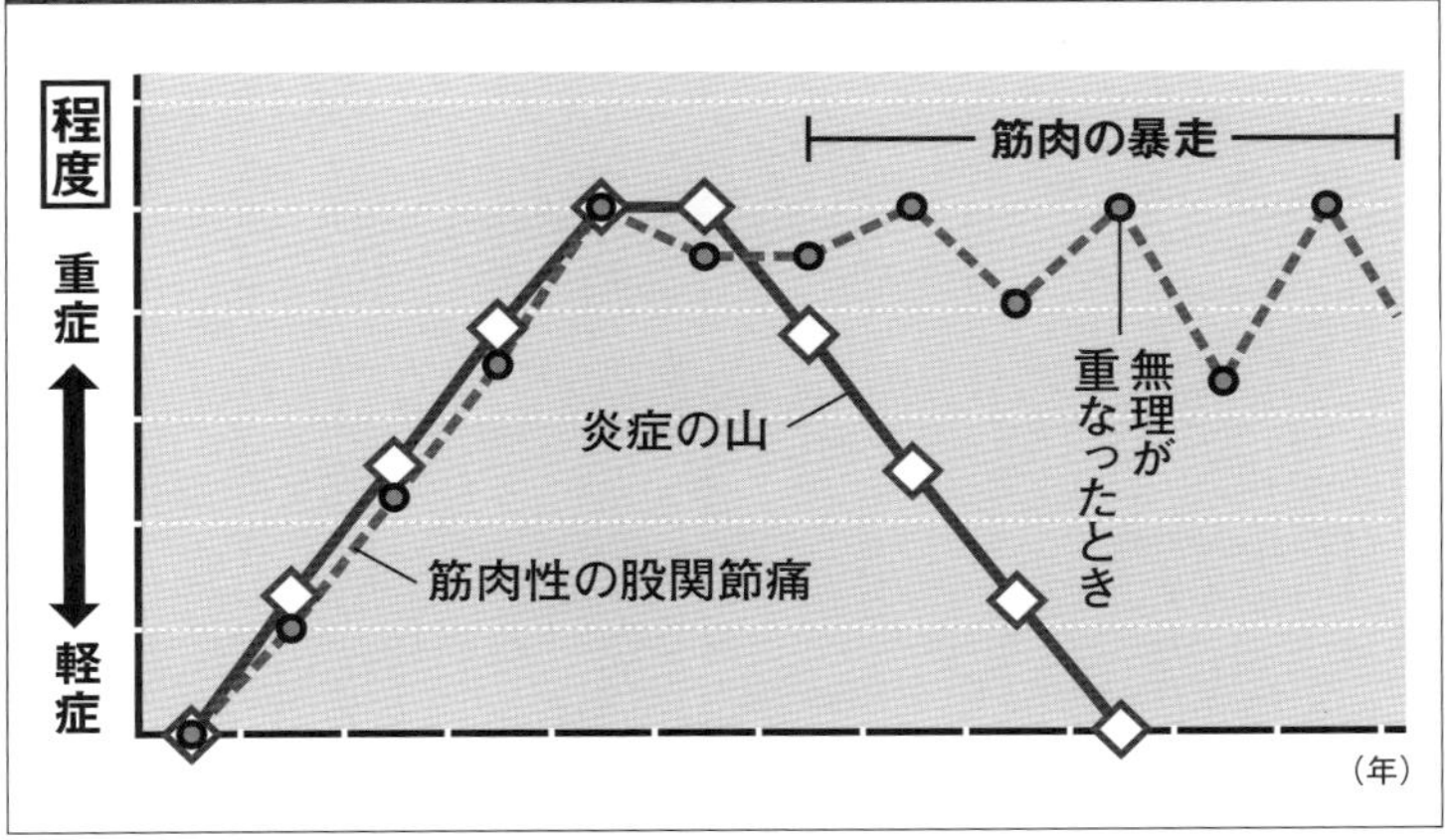

筋肉性の痛みが増強してしまうのです。

炎症前期に定期的に筋肉をほぐすことは、痛みのコントロールだけでなく、筋肉の柔軟性を維持するのにも役立ち、その結果股関節の可動域を維持することにつながります。**炎症前期は、とにかく股関節を硬くしないことだけを考えてください。**股関節の悪化を極力小さく抑えることを最優先すべき時期なのです。炎症のピークさえ過ぎれば、炎症の減少に伴い自然と筋肉も緩んでくるので、それほど注意していなくても関節可動域は狭くなりにくくなります。

炎症がピークを過ぎて炎症後期に入ると、筋肉痛も徐々に改善してきますので、自然と動けるようになり無意識のうちに筋力はついてきます。炎症前期に股関節痛が増大することによって活動量が減り、足をかばったために低下していた筋力は、炎症後期に股関節痛が減少することによって足に体重がかけられるようになり、活動量が増えるにしたがって徐々に増加するのです。

股関節炎だから筋力が低下したのではなく、ただ単に筋力は活動量に比例して減ったり増えたりするだけなのです。

筋力低下はあってもいい！

股関節炎の初期の診療は非常に重要です。このときに骨主体診療で炎症や筋肉の状態を無視した診療が行われると、病気の悪化を止めたり遅らせたりできません。むしろ、このときの骨主体診療の結果、皆さんの股関節は悪化させられてしまっています。ですから、「進行する」とか「進行性」という言葉を使うのです。

同じことは、股関節手術直後の5～6週間に起こる手術自体による炎症後にも言えます。股関節手術後間もない頃は、筋力が低下してもいい時期です。この時期は、手術によって傷ついた深部の傷をしっかりと治す時期です。その期間の過ごし方により、その後の皆さんの股関節の長持ちが決まると言ってもいいくらいです。

股関節手術後、まだ深部に炎症があるにもかかわらず、焦りから筋トレに励み過ぎると、深部の傷の状態を悪化させ内出血を起こす可能性があります。炎症が落ち着けば、手術した足にしっかりと体重をかけることができるようになり、徐々に無理がきくようになって筋トレもできるようになるので、焦る必要はないのです。

この時期に「筋トレしなきゃ、しなきゃ」と焦る方や「筋トレしなきゃいけないのに、今日もやらなかった……」と落ち込んでいる方が非常に多くいます。また、「筋トレしなきゃ、しなきゃ」と思って、一所懸命筋トレをした結果、股関節が悪化してしまう方も多く見られます。病院では、筋トレによる股関節の悪化を「進行する病気だから当然」と捉えるかもしれません。

この時期に、股関節の悪化を止めることは非常に困難なのは事実ですが、悪化を止めようとする手段が明らかに間違っていると思います。

炎症主体診療の考え方では、炎症を抑える治療、筋肉の病気を改善させる治療が最優先となります。この時期は、**股関節の炎症を抑え筋肉の柔軟性を可能な限り保つことによって、炎症をできるだけ早く治すことを最優先する時期です。炎症前期に筋トレは全面禁止**です。

炎症後期になれば筋力は取り戻せるので、炎症前期は筋力が低下してもよい時期なのです！

炎症最大期の過ごし方

皆さんにとっては最もつらい時期で、股関節痛が我慢できなくて手術を選択する方が多い時期です。それも選択肢のひとつです。しかし、その前に筋肉をしっかりほぐしてみる価値はあります。まさに炎症最大期に見えても、すでに炎症が終わっていて筋肉だけが原因の強い股関節痛に悩んでいる方もいるからです。

手術を望まない方は、炎症後期が来ることを信じて、硬く縮んだ筋肉をほぐすことを徹底的に行ってみてください。この時期には動けなくて当然です。したがって、**股関節周囲**

をほぐすことで関節可動域が狭くならないようにすることだけに集中してください。炎症最大期も、筋力は低下してもよい時期なのです！

炎症後期の過ごし方

股関節炎に皆さんが逆襲する時期です。今までは守りの時期でしたが、これからは攻めの時期です。炎症がピークを過ぎた頃、「あれ？　なんか最近痛みが減って無理がきくようになってきた気がする」、そう感じる日が増えてきたら炎症後期に入ったと考えて間違いないと思います。

そのときに過去を振り返ってみると、炎症前期、炎症最大期が存在していたことがはっきりわかります。炎症前期の真っただ中にいるときは、自分が炎症の山のどこにいるのかわかりにくいかもしれません。

この時期は攻めの時期ですが、炎症がまったくないわけではないので徐々に攻める感じです。ところが、人間はよくできたもので、股関節痛が徐々になくなってくると、自然と動く量も増えてくるものです。そうなってくると、**日常生活の動作が筋トレや可動域トレーニングになるので、筋トレを行わなくとも筋力はついてきます。**筋力は活動量に比例するからです。

炎症後期には無理がききやすくなるので、骨盤の動きを使った体幹筋の筋トレなども回数を多くできるようになります。私は、この炎症後期の方だけにノルディックポール（歩行をサポートする2本のストック）を使ったウォーキングを体験してもらい、歩きやすく感じたり、屋外でもやれそうな方には勧めています。ある方に体験していただいたところ、おもしろい反応を示し、それから歩行能力がどんどん向上していきました。参考のためにご紹介します。

症例8……Hさん　60歳代　女性　未手術

Hさんは、両側ともに骨の状態はいわゆる末期で、手術を勧められていました。しかし、手術には抵抗があったので2007年から深圧を始めました。その頃は歩くときにT字杖を使い、歩行速度はゆっくりでした。一番の問題は、右股関節周囲の痛みと股関節の屈曲《くっきょく》拘縮《こうしゅく》でした。

私は、屈曲拘縮は股関節患者の歩行を最も阻害する症状だと感じています。通常の歩行では、左足を前に出すときに右足は後ろに残ります。この際、右股関節は伸展しているのですが、屈曲拘縮が起きると、この動きができなくなり、早めに膝が曲がってしまうのです。立った状態では骨盤を前傾させていわゆる〝でっちり〟になる原因となる症状です。

図12は、Hさんの経過を示したグラフです。いま振り返ると、初診時の2007年に最も股関節痛がひどかったことがわかります。Hさんの屈曲拘縮は幸いにも腸腰筋の深圧施術で改善し、炎症もそれほど感じなくなってきましたので、腹筋の強化を始めました。さらに、2012年9月、恒例の患者と松本深圧院のスタッフとの食事会の際に、Hさんにノルディックウォーキングを体験してもらいました。体験者の中には「いい感じだけど、人の目が気になって外では使えない」と言う方が多いのですが、Hさんの反応はまったく異なりました。

「歩きやすい！　これ貸してください」と言って、そのまま自宅へ帰っていきました。そ

図12　Hさんの股関節痛の経過

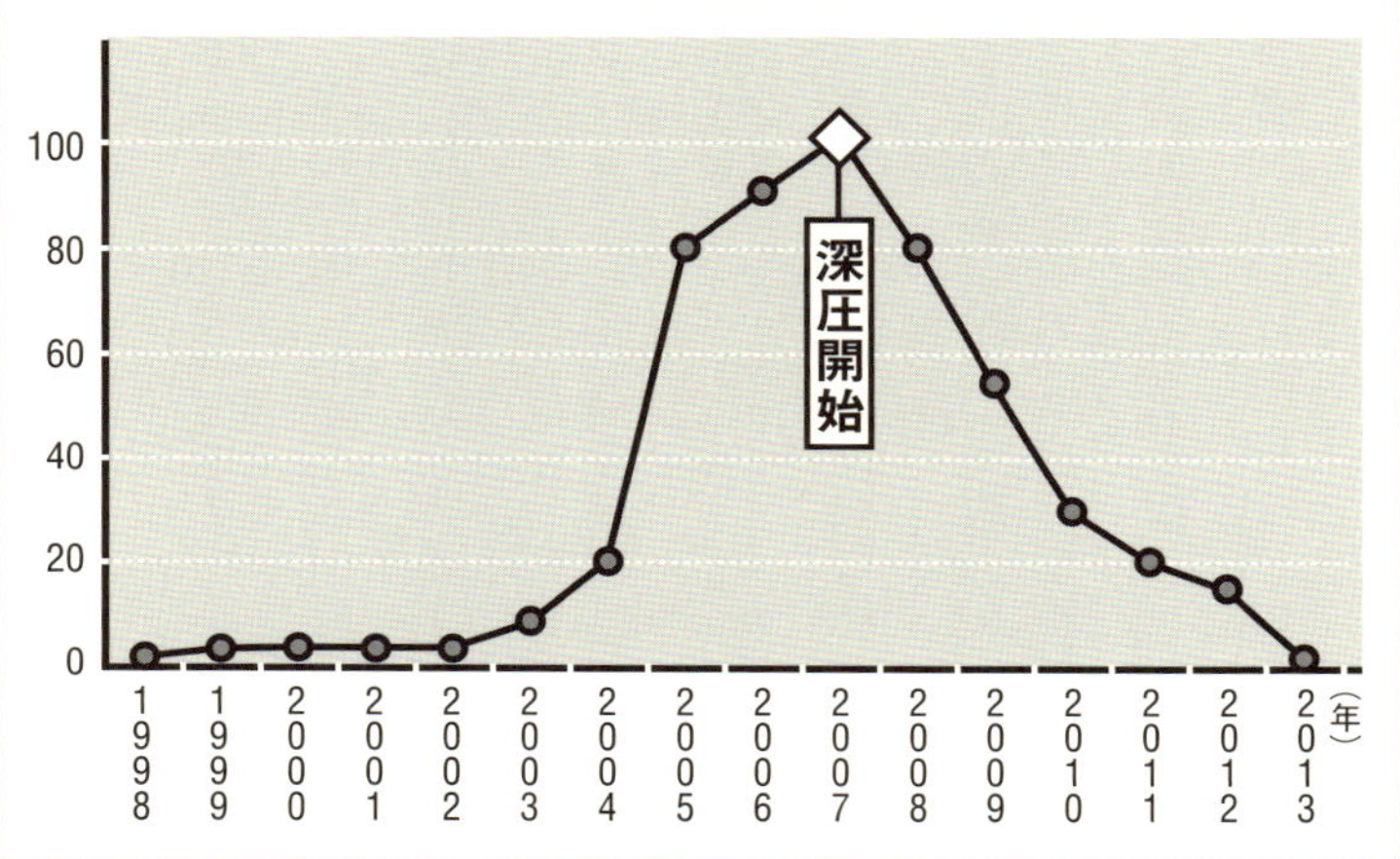

の後7カ月間、通勤でも買い物でも外を歩くときにはいつもノルディックポールを使って歩いていました。その頃、Hさんの「歩くのが楽しい！」という言葉をよく耳にしました。

ノルディックウォーキングだと姿勢よく大股で速く歩けるので、正しい姿勢での歩行に必要な筋力を効率良く鍛えられるだろうという私の狙い通り、その後のHさんはまさに理想的な経過を示しました。それに伴って股関節痛も一段と改善しているのがグラフからもわかると思います。

ノルディックウォーキングを初めて体験してから1年後の食事会で、Hさんには他の患者さんにノルディックウォーキングを指導する先生になってもらいました。

Hさんは、現在はもうノルディックポールを使っていません。安定して歩けるだけの筋力が強化されたという自信がついたので、基本的にはノルディックウォーキングは卒業したのです。時間は比較的かかりましたが、杖なしで股関節痛もなく長時間の歩行が可能になりました。Hさんはもう病院にはかかりたくないそうなのでレントゲン写真の入手はできませんが、私ももう病院へ行かなくても大丈夫ですと助言しています。骨主体診療での病期「末期」の両側変形性股関節症で手術を勧められてから7年、確実に手術は回避できました。

このように、炎症後期になると積極的なトレーニングもできるようになりますし、ゴルフに行けるようになる患者さんもいます。このような経過をたどった多くの患者さんに教えられたことは、股関節の骨に変形はあってもよい、股関節内に炎症さえなければよいという炎症主体診療の神髄でした。患者の皆さんに感謝あるのみです。

炎症の山と能力の谷

ところで、股関節の炎症が前期から炎症の山を超えて後期へ向かうとき、椅子から立ち上がる、歩くといった動作の能力はどうなるでしょうか？　炎症と能力の関係を模式化したのが図13です。

変形性股関節症は、炎症を主体とする股関節炎です。徐々に悪化してピークを迎えた後、炎症が徐々に改善します。皆さんの能力はこの炎症に反比例します。つまり、能力は炎症前期に徐々に悪化します。このときの状態を「坂道を転がり落ちるように悪くなった」と表現する方は多いです。能力がたどるラインは、まさに坂道を下るような下向きのラインから始まります。この時期に、「今後歩けなくなるんじゃないか？」と不安になる方は多いでしょう。何も知らなければ私もそう考えるでしょう。

しかし、炎症がピークを過ぎるにしたがって、能力のラインは上昇し始めます。炎症が始まる前の、股関節痛がない時期の能力まで完全に戻ることはないでしょうし、やや能力的には低下しますが、日常生活上はほとんど支障がなくなる方も多くいます。比較的簡単

図13　炎症と機能・能力の関係

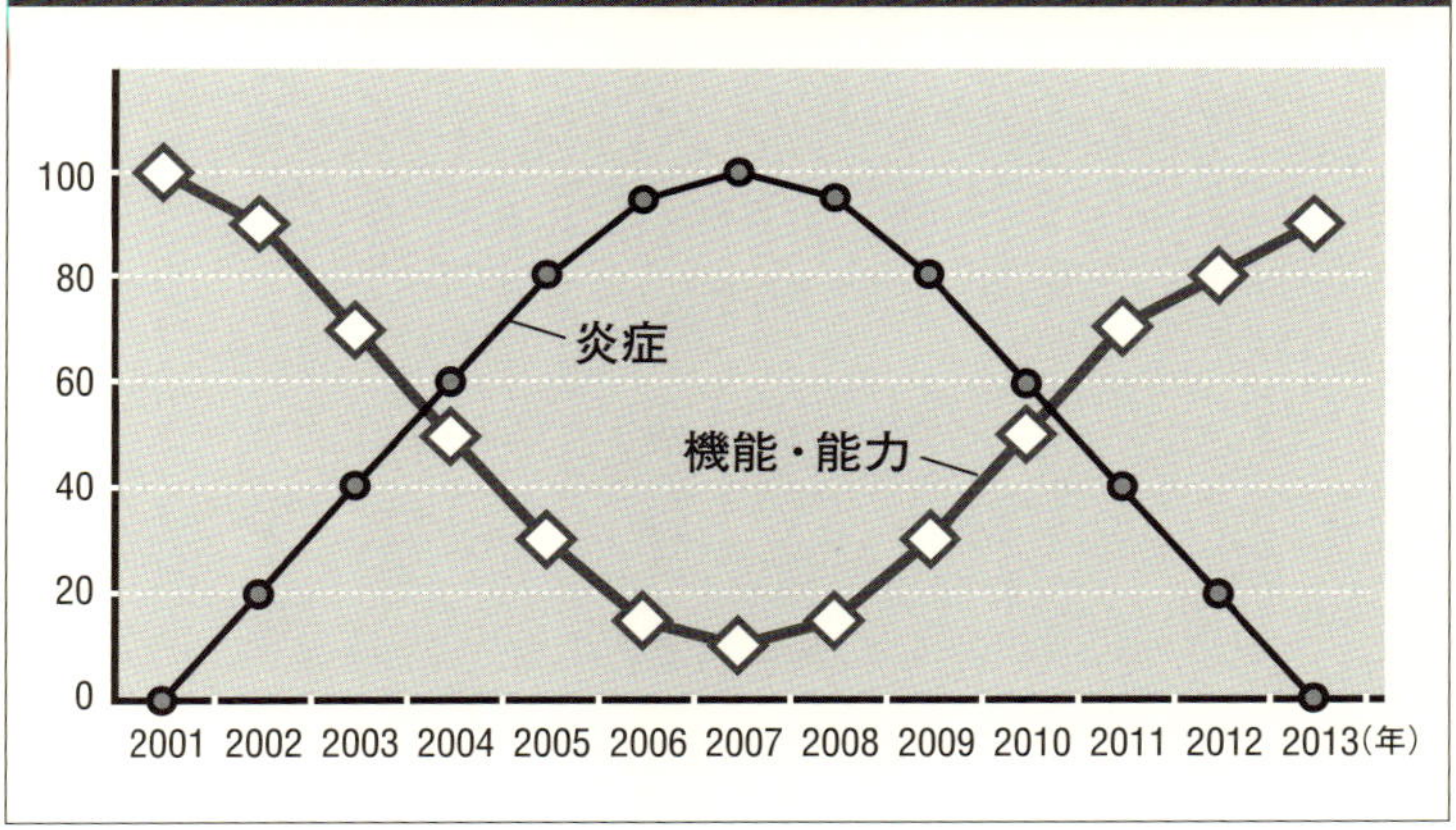

なスポーツであればできるようにもなります。

しかし、中にはその程度の能力では満足できない方もいることでしょう。そう考える方は手術を検討すればよいのです。変形の結果、左右の足に長さの差（脚長差）が出てしまった方の中には、股関節痛がなくとも足の長さを揃えるために人工股関節手術を受ける方もいます。もっと激しく動けるようになりたいという目的で人工股関節の手術を受けられる方もいます。この判断は、皆さんがどのように自分の人生を過ごしたいかによって異なります。そして、自分が選択する方法を正解と考えるべきです。

この病気への対処法には正解がたくさんあるのです。炎症同様、能力もどんどん悪化するものではありません。そう信じて炎症のピークを乗り越えましょう！

「炎症の山」を乗り越えた方たち

股関節痛の経過は一人ひとり異なり、その個人差は非常に大きいものです。炎症のピークを迎えるまでに要する期間が1年の方もいれば10年の方もいます。また、すでに炎症が終わっていて、股関節痛の原因が筋肉だけだったため、非常に短期間で痛みがゼロになる方もいます。股関節痛の経過は、炎症や筋肉の状態の個人差はもちろん、運動量の差、先天性股関節脱臼の有無、臼蓋形成不全の有無、遺伝的要素の差、ケガの既往の有無、スポーツ歴の差、筋肉ほぐし経験の有無などさまざまな条件が重なって決まります。

ここで7人の方たちの股関節痛の経過を紹介しながら、筋肉の状態を含む炎症主体診療の考え方に説明を加えたいと思います。

症例9……Iさん　80歳代　女性　未手術

Iさんが初めて右股関節に痛みを感じたのは、1993年頃でした。ご主人が定年退職されて、これから2人で人生を楽しもうとしていたときだったので、ご主人と一緒に精神的に落ち込んでいったそうです。Iさんは運動指導員をしていたので、自分でストレッチや筋トレをしながら股関節痛をコントロールしていましたが、その痛みは徐々に強くなっていったといいます。

2003年、Iさんの住む町で私は講演会を行いました。「どうせまた手術の話だろうけどとりあえず主人と一緒に参加してみました」とIさんはおっしゃっていました。

その講演会の終わりに、Iさんのお尻に3分間だけ深圧を行ったのを覚えています。Iさんご夫婦は、股関節痛の原因がすべて骨の形状にあると考えていたので、筋肉性の痛みの可能性もあることを知って急に元気が出たと言っていました。会場に来られるときは、右足には体重をかけず杖でかばっていたのですが、帰りは杖をつかず軽くなった足で帰ら

図14　Iさんの股関節痛の経過

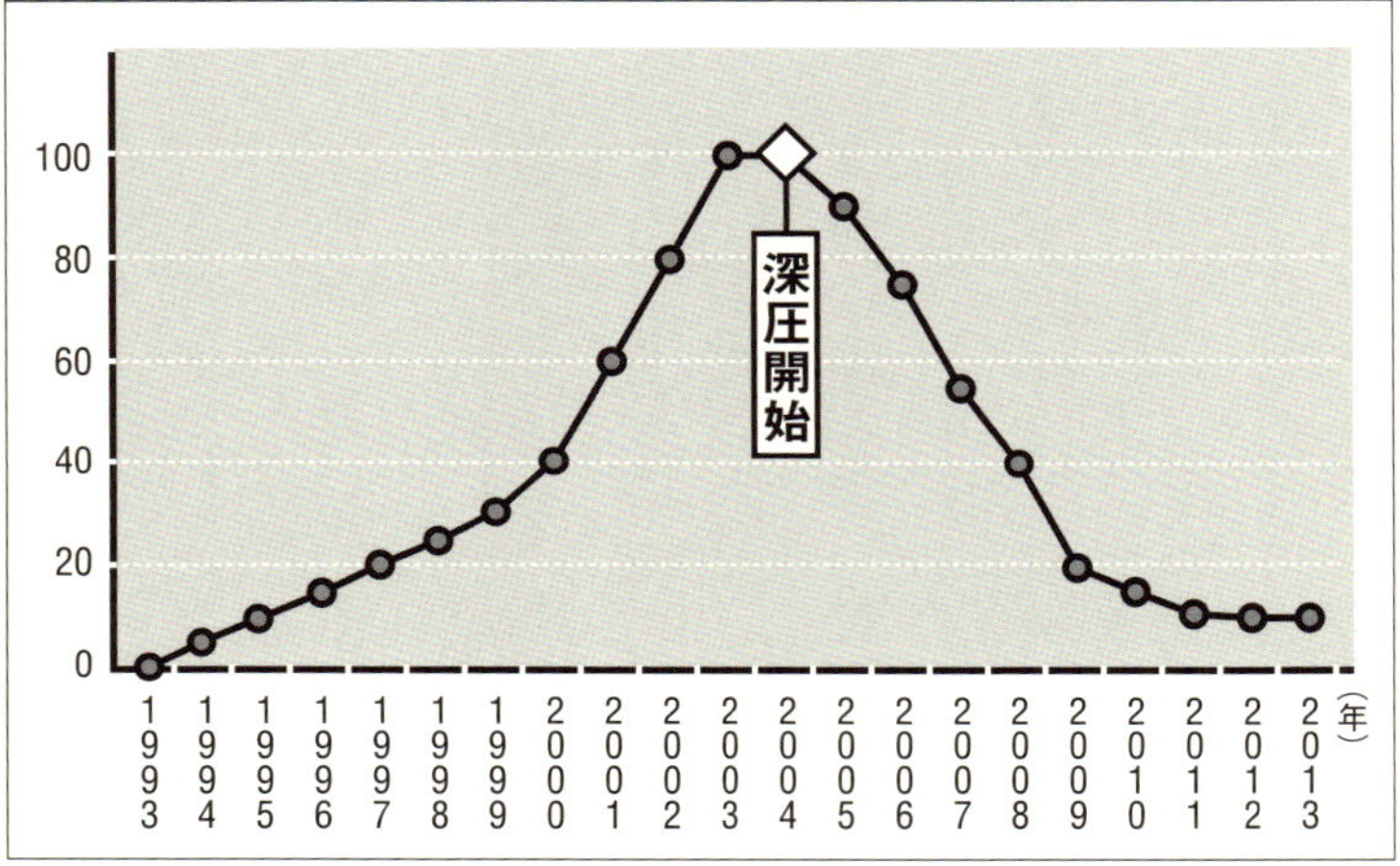

れたと聞きました。

２００４年春に本格的な施術が始まりました。遠方にお住まいでしたので、私が４カ月に一度出張したときだけの集中的施術というかたちで行いました。精神的な改善も手伝ったとは思いますが、その後順調に股関節痛は改善していきました。

Ｉさんの痛みを表したグラフ（図14）は非常にきれいな放物線を描いているので、股関節内には炎症があったものと考えられます。この炎症に伴い、両側の股関節は骨主体診療での病期では末期状態でした。

その後、一時的に反対の左足に股関節痛が出た時期はありますが、現在は最も痛かった時期の10分の1にまで改善し、無理をしない限り股関節痛を感じにくくなってきています。ご高齢で、両側の変形性股関節症のため、転倒に気をつけながら施術を続けています。この方は手術をしない考え方ですので、私はこの方に一生に付き合うつもりです。もう手術は回避できたと考えています。

症例10……Jさん 60歳代 女性 未手術

Jさんが左股関節に痛みを感じ始めたのは、2000年頃でした。2004年からは歩行障害が現れて、徐々に左股関節痛が強くなっていきました。痛みを訴える場所は、主に左お尻の横から左膝の内側にかけてでした。親の介護をしていることもあり、手術はしたくないというお考えの方でした。

2008年頃のレントゲン写真では、骨盤側の骨と大腿骨骨頭にいくつか穴があき、股関節面の形状もいびつでした。痛みのグラフ（図15）を見ると、最も痛くなった時点で当院に来られ、深圧を開始しています。しかし、その後1年間はほとんど痛みに変化がなか

図15　Jさんの股関節痛の経過

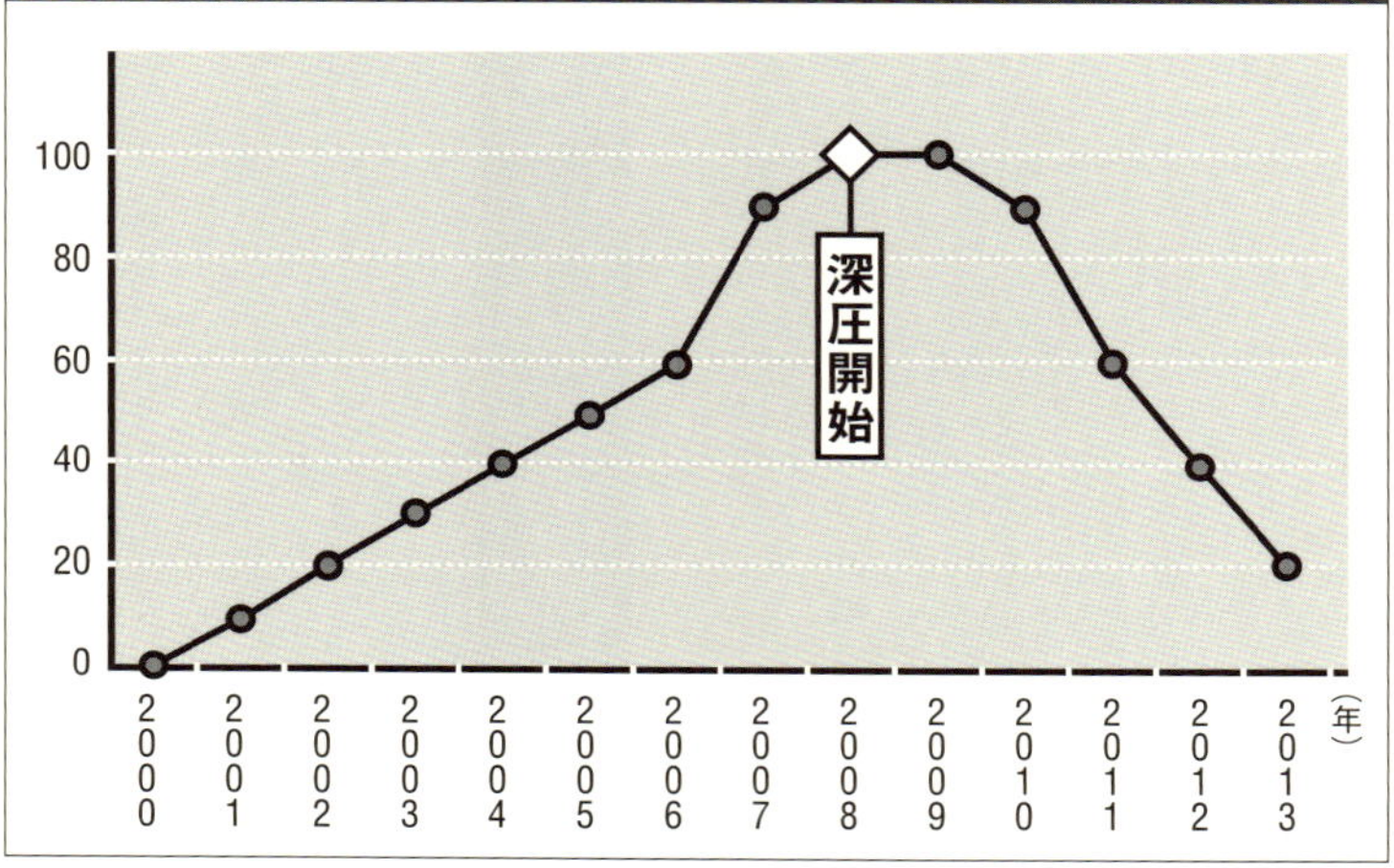

ったことがわかります。この時期はJさんもつらかったと思いますが、私としては坂道を転がり落ちているJさんを支えてブレーキをかけている時期でした。深圧を継続しながら、左足にしっかりと体重をかけるように指導しました。

最近のレントゲンが写真9です。以前あった穴は新しい骨で埋め尽くされ、骨密度が高くなった状態（骨硬化）に修復されたので、穴がまったくなくなり、濃く白く写っています。股関節の関節面もきれいな弧を描くような形に修復され、わずかながら軟骨の存在が見られます。全体の形を見ると「末期」の状態に変わりはありませんが、細かく見ると骨

写真9　Jさんのレントゲン写真

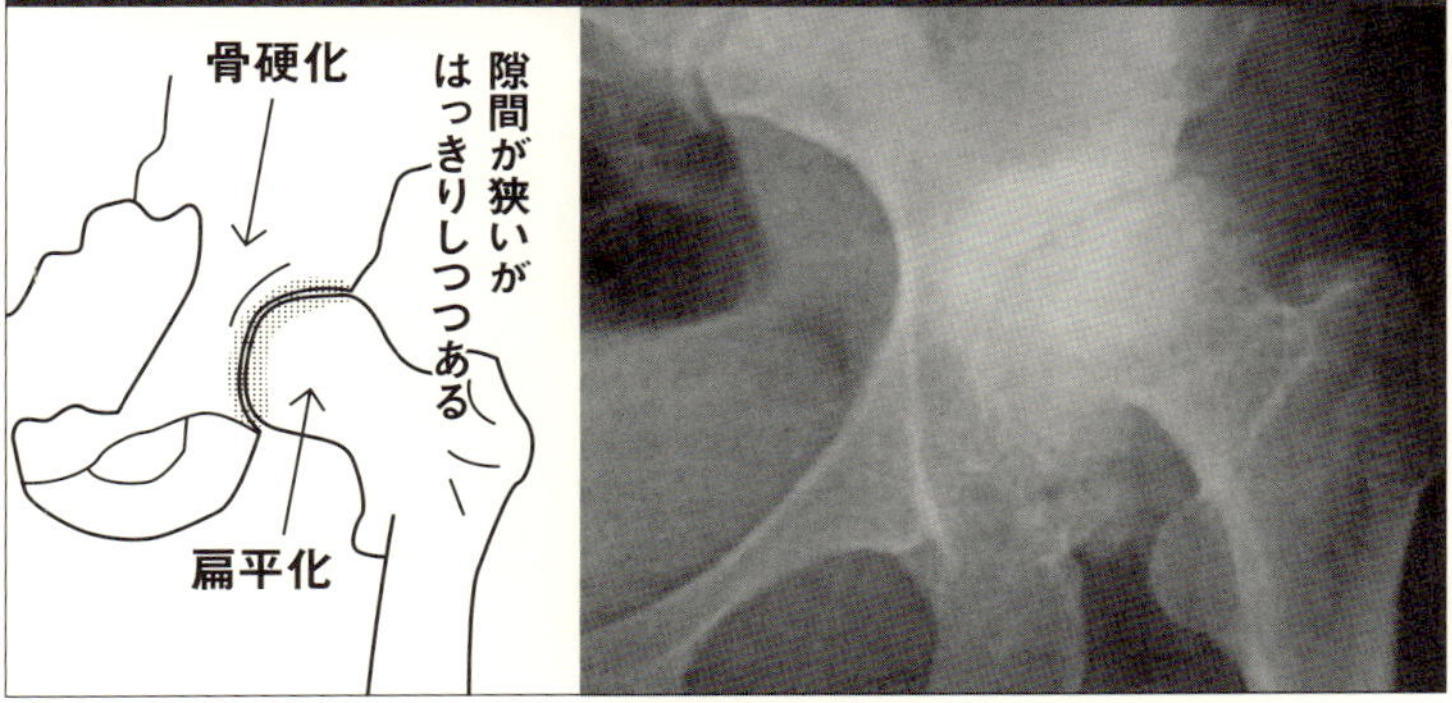

はきれいな形へと修復されているのです。
この修復こそ、人間が本来持っている自己治癒力です。股関節周囲の筋肉が正常化し、股関節内環境を治癒力が働きやすい状態に改善できると、このような自己治癒力が働き始めるのです。この骨の修復に伴って股関節痛も徐々に改善して、現在は最も痛かった頃の5分の1程度の痛みにまで改善しています。股関節の関節可動域もほぼ維持され、日常生活にほとんど支障がなくなりました。
Jさんはつらい時期を乗り越え、もう確実に手術は回避できたと考えています。グラフの経過から考えると、今後ますます痛みは改善していくと予測できます。
もちろん私は、股関節痛ゼロを目標に深圧を行っています。

図16　Kさんの股関節痛の経過

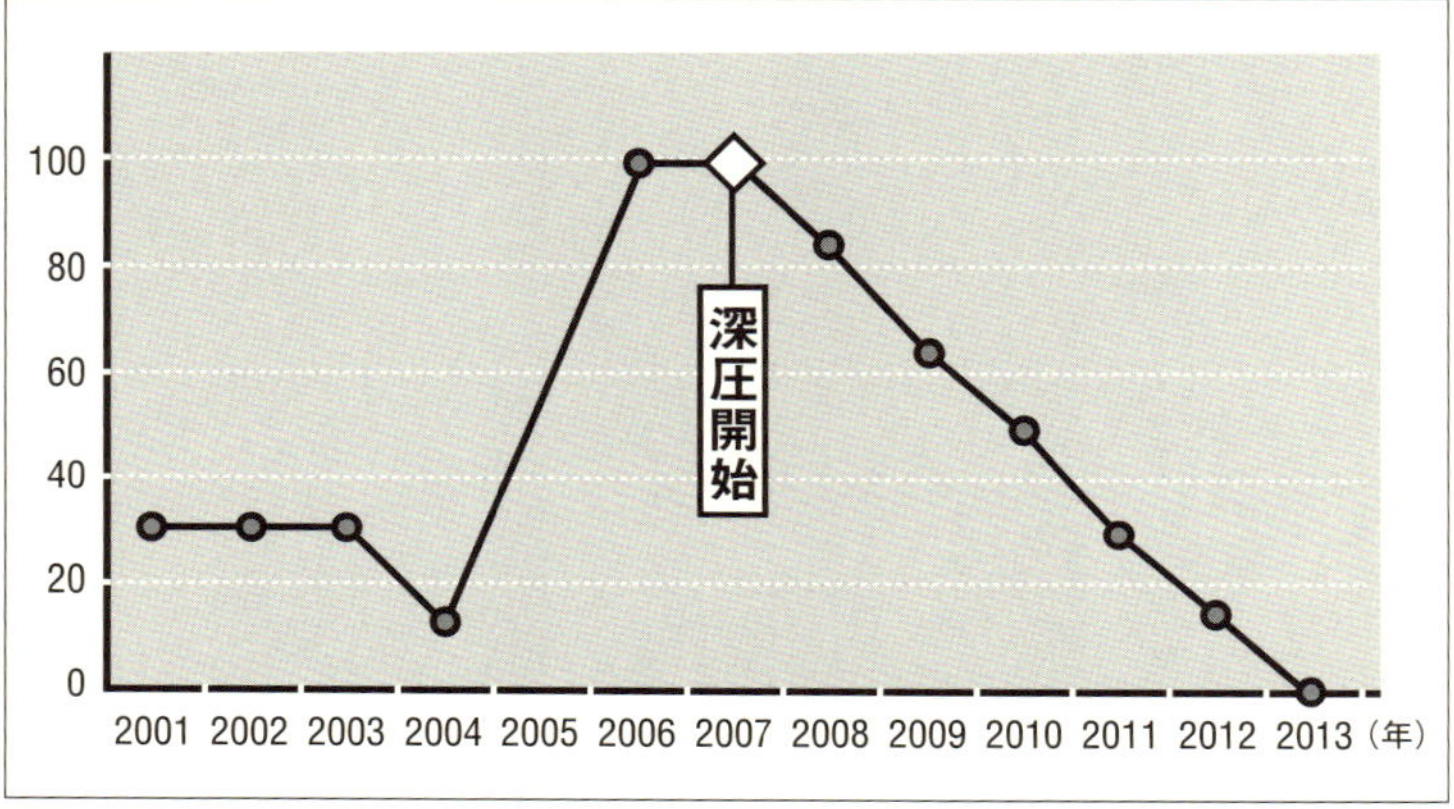

症例11……Kさん　60歳代　女性　未手術

Kさんは、両側の変形性股関節症の診断を受けていました。２００１年に突然両下肢が重くなり、歩くのがつらくなりました。２００４年には右足の重さは消えましたが、左足の股関節周辺の痛さが続き、引きずるような歩行となりました。徐々に股関節痛が悪化したため、２００７年８月に当院に来られました。

月１回の深圧によって徐々に股関節痛は改善を示し、２０１３年には痛みがゼロになりました。痛みの経過を見ると、深圧を始めたタイミングが、炎症のピークだったと思われます。手術はしない考えだったKさんは、見事に炎症の山を乗り越え、手術を回避されました。

現在は、普段の移動の際には主にノルディックポールを使用して活動量を増やしている段階です。炎症がなくなると筋肉も硬くなりにくくなるので、現在は3カ月に1回程度、疲労を取る目的で深圧を続けています。

症例12……Lさん　50歳代　女性　未手術

Lさんは、1997年頃から足をつくと痛みがあり、病院で手術を勧められていました。1998年に初めて来院されたときは車椅子でいらっしゃいました。プールで泳ぐのが大好きでしたが、痛みで反射的に血管が縮んでしまい、足が冷たくなり過ぎるのでプールにも入れない状態でした。

当院では、主にお尻への深圧を行いました。すると徐々に改善が見られ、1カ月後にはT字杖をついて電車に乗って来院できるようになりました。

初来院から4年後、痛みはゼロになり、現在も痛みはありません。大好きな水泳も再開

図17　Lさんの股関節痛の経過

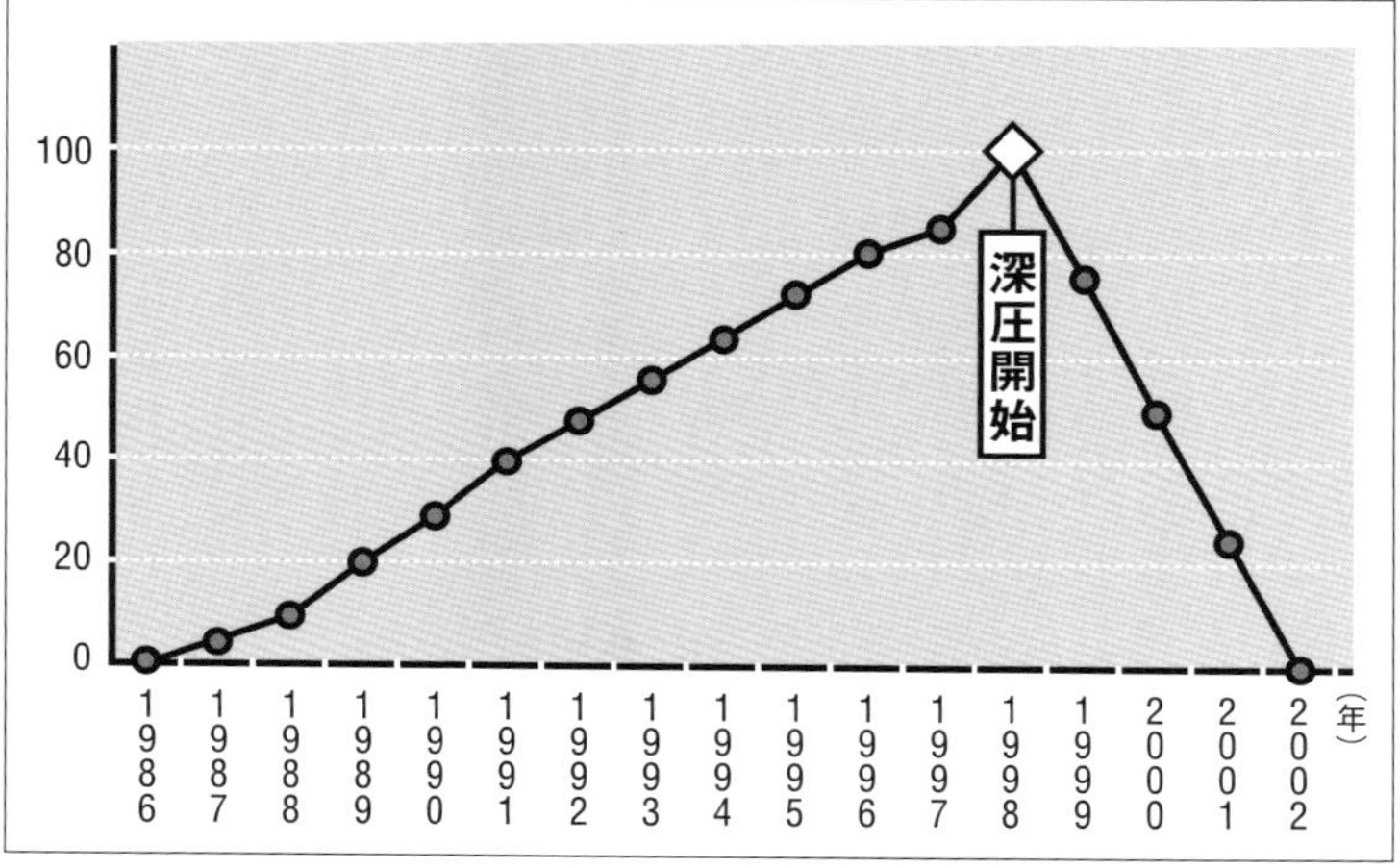

できました。現在、お父さまの介護をしていて時間が取りにくいため、半年に1度程度の間隔で疲労を取る深圧を行っています。

写真10は、現在のLさんのレントゲン写真です。このレントゲン写真でわかるのは、Lさんの大腿骨頭は正常とは異なる形をしているものの軟骨がしっかりある状態で、股関節の形状が安定しているということです。実は、手術を勧められていた17年前のレントゲン写真と現在のレントゲン写真には、まったく変化がありません。

経過が長い方の場合、すでに炎症がなく骨も安定して筋肉性の痛みだけが暴走していることがあります。そして深圧施術後、比較的

写真10　Lさんのレントゲン写真

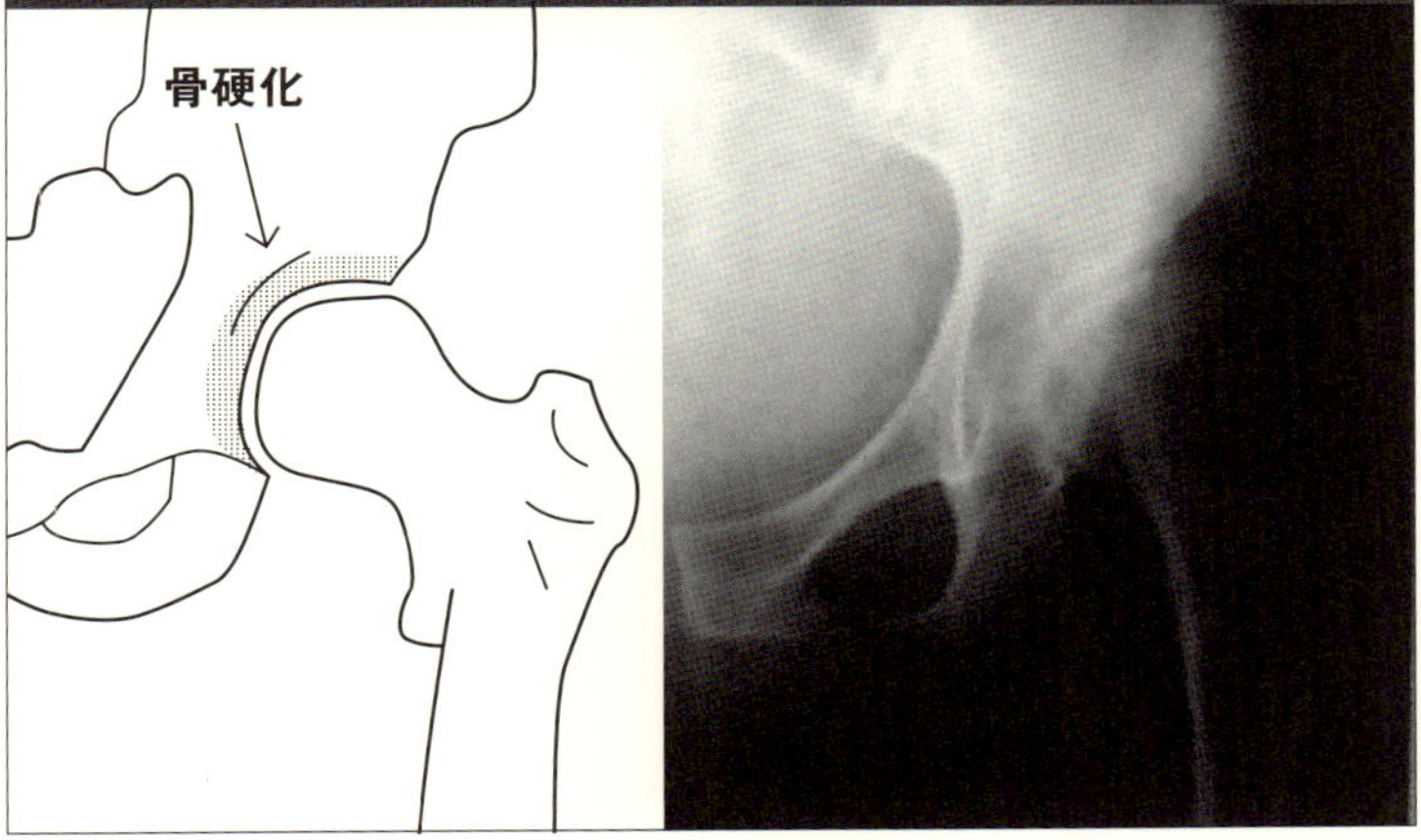

早期に改善傾向を示すのが特徴です。

Lさんの場合も、日常での筋肉疲労の蓄積が股関節痛悪化の原因になったと考えられます。結果から考えると、手術を勧められていた時点での誤診だったと言えます。しかし、もし17年前に手術をして成功していたなら、誤診はともかく、快適に過ごせていたかもしれません。そして、そろそろ人工股関節の再置換の可能性がある頃だったでしょう。

Lさんのような症例は稀かもしれませんが、このような経過をたどる方は確実にいます。どのような経過になるかは、股関節痛の経過やレントゲン写真である程度は予測することができますが、非常に難しい予測となります。股関節内の炎症は非常に見つけにくいため、深圧施術を行った後の股関節痛の経過を観察して判断するしかないのです。

Lさんの場合、結果的に袋（関節包）の外に股関節痛の原因があったわけで、17年前に袋の中（股関節内）を麻痺させる注射で股関節痛の真の原因が追求されていれば、手術適応外だという判断もできたかもしれません。この検査法はキシロカインテストと呼ばれますが、この検査法を行う病院は非常に少ないようです。

これは、キシロカインという局所麻酔用の薬剤を股関節内に注射して、股関節内を麻痺させるもので、袋の中に問題がある場合には股関節痛が嘘のようになくなります。この場合、股関節内に問題があるので、人工股関節手術は有効になります。逆に、このテストで股関節痛が変化しない場合は、股関節痛の原因は袋の外にあると考え、手術には適さないという判断ができるのです。その場合は、股関節周りの軟部組織に股関節痛の原因があると考えられますので、主に筋肉だけの施術で劇的に症状が改善する確率が高くなります。骨や軟骨の変形だけが手術適応の判断材料であるとしたら、そこには誤診の可能性が隠れているということになるのです。

現在、Ｌさんは杖を使うことなくきれいに歩くことができます。皆さんは驚くかもしれませんが、私はＬさんには筋トレの指導も歩行訓練もまったく行いませんでした。

症例13……Ｍさん　40歳代　女性　臼蓋回転骨切り術

Ｍさんは、子供の頃に大腿骨を切って角度を変える内反骨切り術という手術を受けました。大学生の頃から右股関節周りに違和感と痛みが出始めました。股関節痛の程度はそれほど強くなかったのですが、２００３年に急に強い痛みが出たため、自骨での臼蓋回転骨切り術を受けました。

図18　自骨での臼蓋回転骨切り術後に痛みが出やすい筋肉

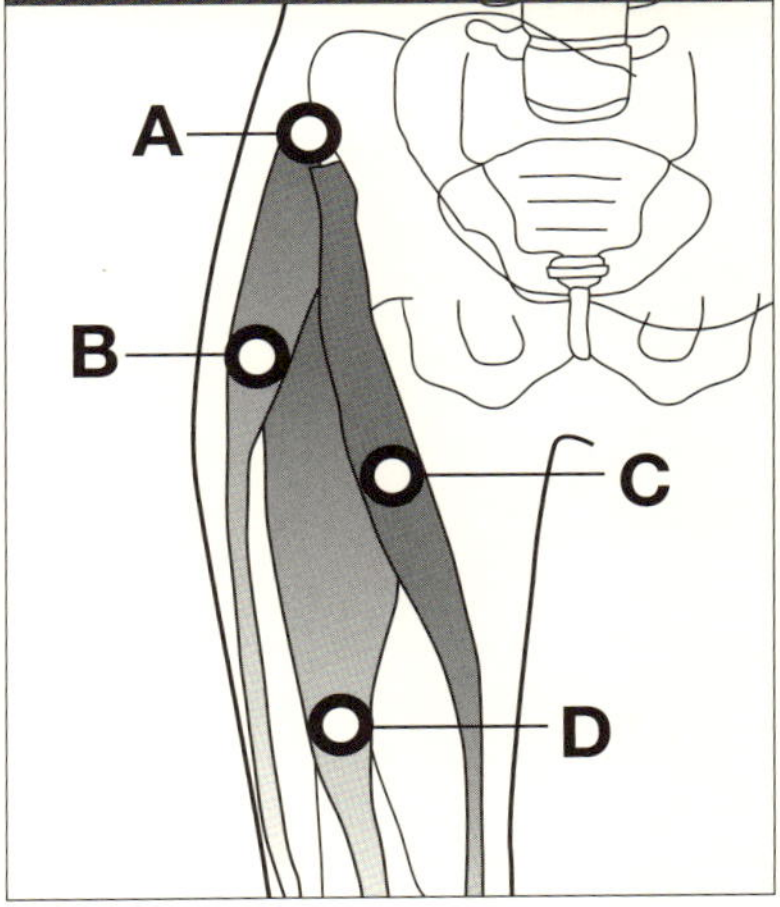

　手術後は、速やかに股関節痛が減少していくような経過はたどりませんでした。手術から３年経った２００６年頃、手術側の

図19　Mさんの股関節痛の経過

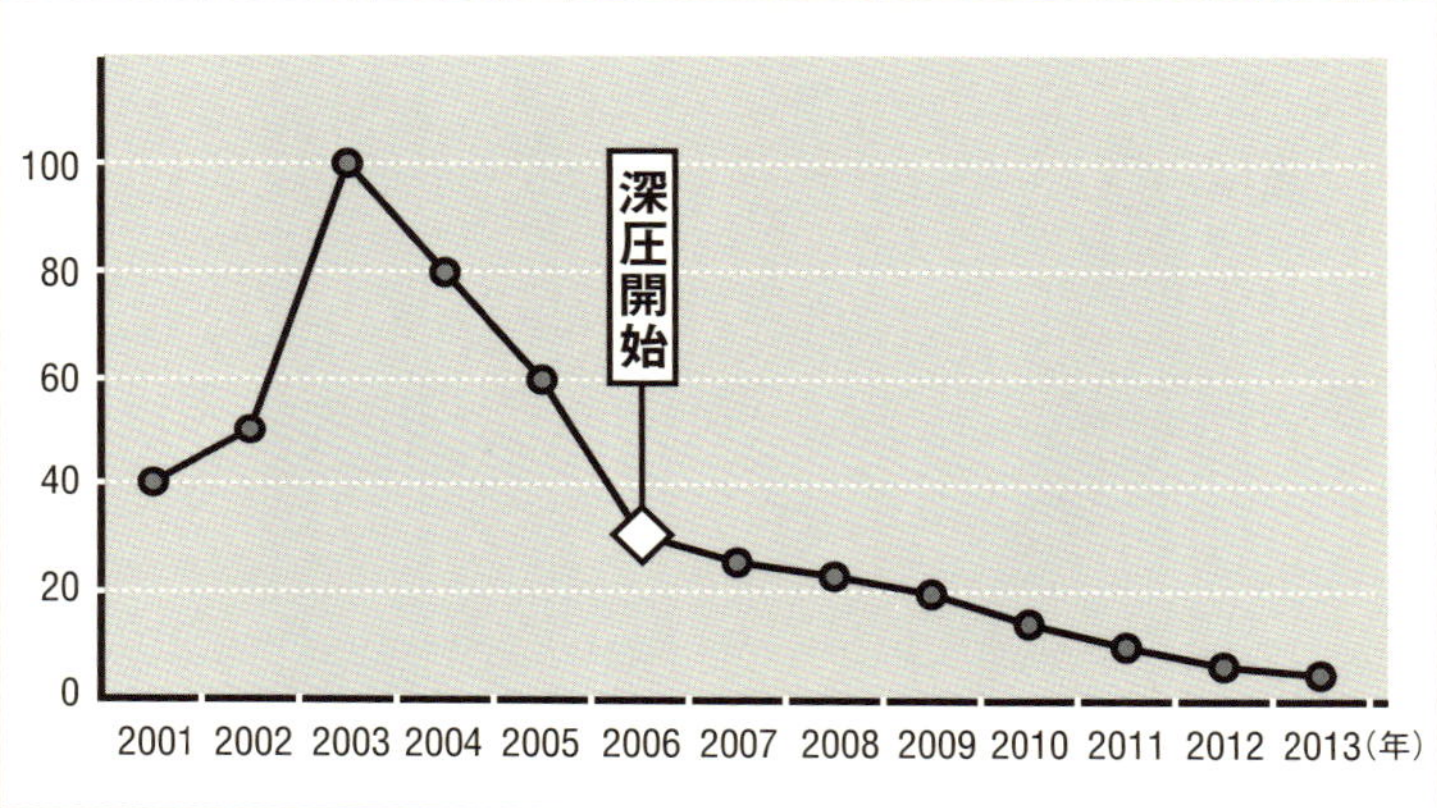

上前腸骨棘周辺の痛みを訴えて来院されました。
　この手術を受けられた方々の股関節痛の特徴は、ほとんどの方が上前腸骨棘（A）の下あたりの痛みを訴えることです。ここには大腿筋膜《まく》張筋《ちょうきん》（B）、縫工筋（C）、大腿直筋（D）、という3本の筋肉が集まってくっついています。手術法と関連があるのかもしれませんが、その中でも大腿筋膜張筋に痛みを訴える方が多いという特徴があります。中には、大腿筋膜張筋周辺に非常に強い炎症が起こり、激痛のためゆっくりしか歩けない方もいました。
　Mさんの場合、大腿筋膜張筋と非常に硬くなっていたお尻の筋肉群を主に施術しました。その後、比較的順調に回復を示し、手術後10年目を迎えた2013年に、どうにか股関節痛はゼロに近づきました。現在、手術をした右股関節周辺の筋肉に硬さが出やすいものの、10㎞くらいのスロージョギングが可能です。

自骨の手術を受けた後、股関節痛がすぐに改善しない方がいます。しかし、レントゲン写真で手術が成功していれば、股関節周りの筋肉をほぐすことによって股関節痛がゼロになる可能性は高くなりますので、ご安心ください。

骨主体診療の考え方では、手術した時点で股関節痛はゼロになると考えます。そして、手術後の炎症や炎症の影響を受けて硬くなる筋肉のことはそれほど重要視せず、リハビリという名の筋トレが開始されます。そして股関節痛が順調に改善しないときには、「あなたの筋トレ法が悪い」と患者の責任にする医師もいます。

炎症主体診療では、股関節の手術自体も炎症と考えます。したがって、手術後は手術による深部の傷が治りきる5～6週間は傷を治すことに専念し、無理をしないことが重要になります。この時期に、筋トレを頑張ってしまうと後々まで股関節痛が長引くことがあるからです。

自骨の手術では、骨を切ったり、切った骨を動かしたり一種の骨移植を行います。その場合、切った骨がしっかりくっつくまでの2~3カ月間は無理ができません。ですから、自骨手術の術後の経過を左右するのは術後3カ月間の過ごし方だと言っても過言ではありません。この点は、まず医療従事者が注意を払わなければなりませんが、〝術後はとにかく筋トレ〟という考えの病院では、自分の体を自分で守らなければならなくなるのです。骨主体診療の大きな問題点です。

症例14……Nさん 40歳代 女性 右：人工股関節 左：キアリ骨盤骨切り術

Nさんは、1991年頃に右臼蓋回転骨切り術と左キアリ骨盤骨切り術を受けました。しかし、次第に右足の股関節の状態が悪くなり、2007年に右人工股関節手術を受けました。術後は、もも上げの際に右大腿前面に痛みが、また、ももの裏の外側ハムストリングスという筋肉に非常に強い突っ張り感が出ていました。その痛みと突っ張り感を取ろうと筋トレを行っていましたが、改善することなく術後3年以上が経過していました。

2010年初めから深圧を行いましたが、すぐには改善傾向を示しませんでしたが、徐々

図20　Nさんの股関節痛の経過

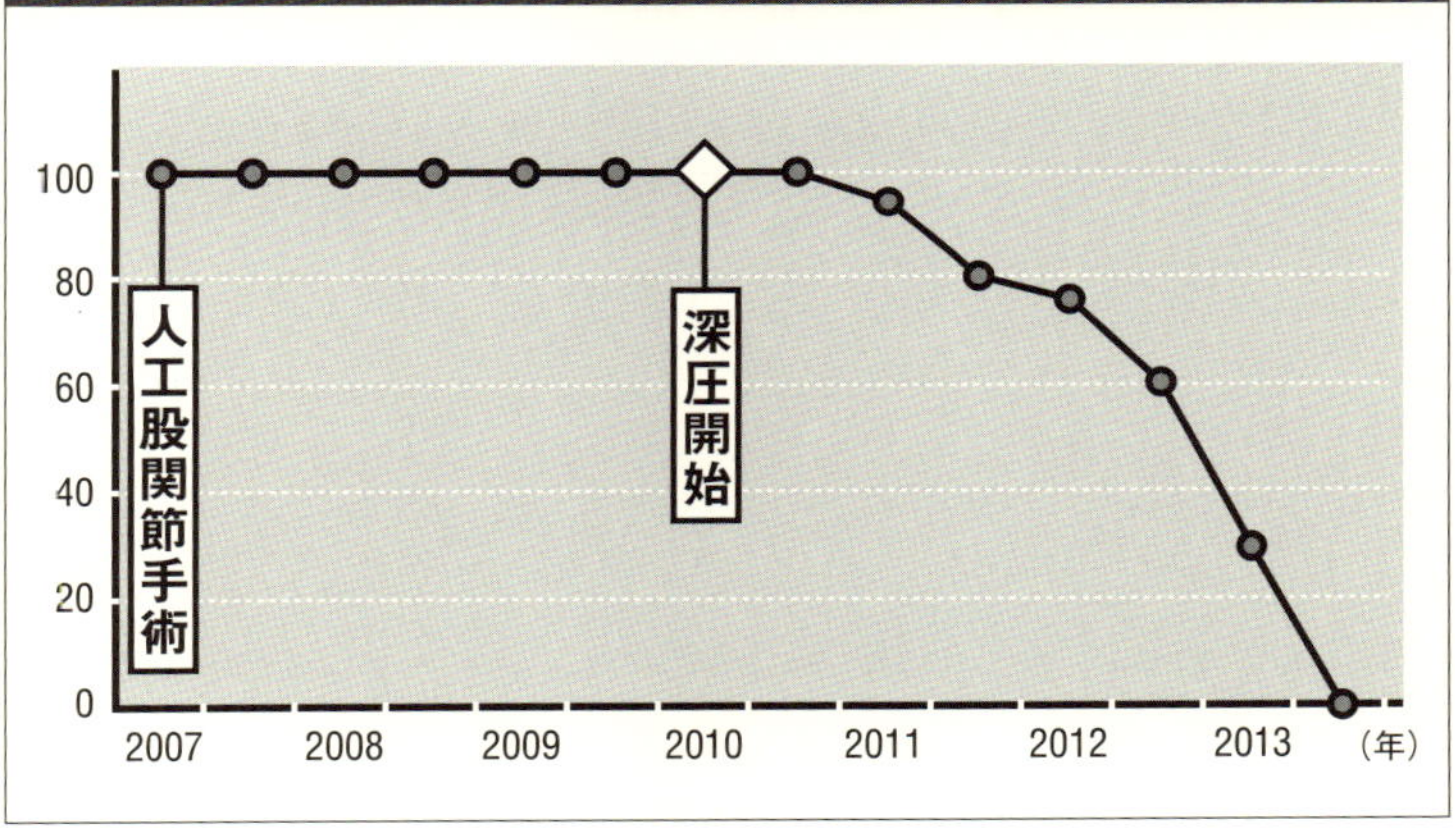

に効果が出始めました。Nさんもさまざまな本を読み、筋肉をほぐすことの重要性を理解したうえで、自宅でも筋肉をほぐし始めました。そして、３年後の２０１３年５月、ついに股関節痛はゼロになりました。

この方が手術を受けた病院は、臼蓋回転骨切り術でかなり脚長差が出ることで有名で、Nさんも人工股関節手術の前には右足は２㎝以上短くなっていたと推測できました。その後の人工股関節手術では、短くなっていた足を戻すため、手術前に硬くなって縮んでいた筋肉群が一気に伸ばされたことがわかりました。これが人工股関節手術後に出る股関節痛の原因です。しかし、この股関節痛の原因はレントゲン写真に写りませんので、骨主体診療では人工股関節手術が終了した時点で股関節痛はなくなったものと判断します。

Nさんのように、人工股関節手術後にももの裏のハムストリングスに突っ張り感が残る方は多いです。Nさんの場合は、その突っ張り感に加え、ももを上げる筋肉である腸腰筋にも痛みがありました。

炎症主体診療の考え方では、手術前にできるだけ筋肉をほぐして柔軟性を持たせたうえで手術に臨めるようにします。この施術を人工股関節手術前に行っていると、手術後の経過が良くなる方が多いのです。また、人工股関節手術の場合も、手術による深部の傷自体が炎症になりますので、手術後、深部の傷が治癒するまでの5〜6週間は無理に筋トレを行わないことも炎症主体診療の考え方では常識的です。そして、深部の傷がしっかり治った2〜3カ月後に一旦筋肉を柔らかくしておくことが、人工股関節を長持ちさせるための基本的な考え方になります。そうすると手術後の経過が順調となりどんどん動けるようになるのです。

Nさんは、その時期に筋トレを行っていましたが、病院で筋トレが指導されていましたので、Nさんに責任はありません。

手術前後に筋肉を柔らかくできていないと、人工股関節手術後数年してから痛みが出始めることがあります。人工股関節には神経はありませんし、手術時に一番痛みを感じやすい関節包を取り除いていますので、本来なら手術後に痛みは感じないはずです。にもかかわらず手術後数年で痛みを感じるということは、手術前後に筋肉を柔らかくしていなかった結果です。

このように手術後数年で股関節痛が出ている方の多くは、単純に筋肉性の痛みが股関節痛の原因です。一度、筋肉をほぐしてみるといいでしょう。少し遅くなってもいいので、手術後に一旦筋肉を柔らかくしておくことが股関節を長持ちさせるための基本となります。

症例15……Oさん　60歳代　男性　未手術

Oさんは大工で、不安定な屋根の上で仕事することも多い方でした。20歳のときにオートバイ事故を起こして重傷を負い、その後遺症があったうえに仕事での影響も加わったの

図21　Oさんの股関節痛の経過

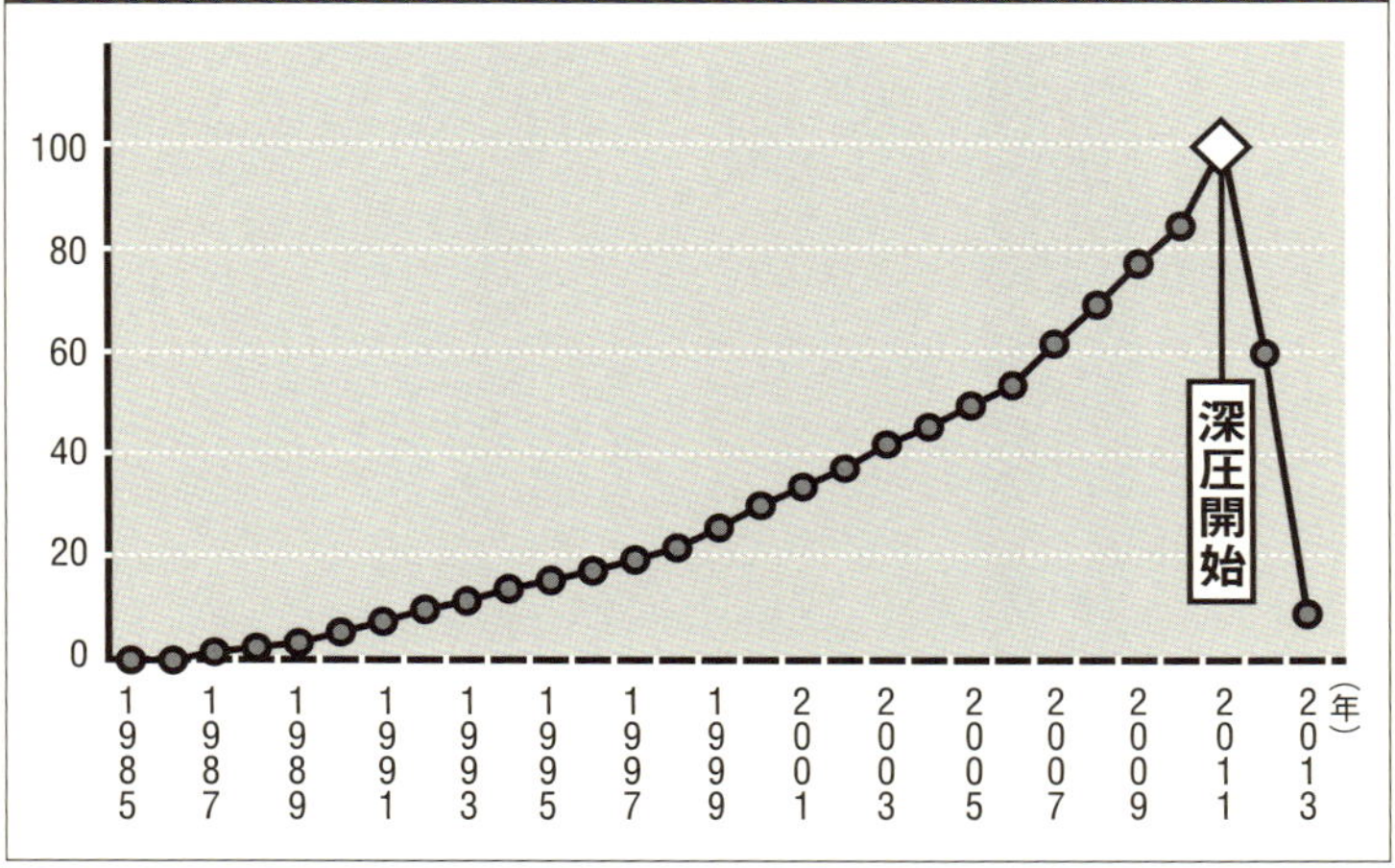

か、20年弱の間に徐々に股関節痛が強くなっていました。２０１０年にはまったく足が動かなくなり、手術を勧められたこともあって死んでしまいたいと思うこともあったと聞きます。そして、ついに２０１１年2月に痛みの限界を迎え、私の前著を読んで同年5月に初めて深圧を受けられました。遠方にお住まいでしたので、４カ月に１回の施術になりました。

初診時の訴えは、座位から立つときに体が伸びないことと、右足が何かに当たったときに右上前腸骨棘周辺に激痛が走るとのことでした。右股関節には屈曲拘縮も見られました。

１回目の施術で、右足の痛みはなくなり、２

回目の施術後には小走りができて3㎞程度は歩けるようになっていました。経過が長く、施術後の効果が持続していたので、骨はすでに安定していて炎症はないと判断できました。しかし、経過が長い分、股関節周りの筋肉の硬さには手強いものがありました。

施術を始めて2年半の間に8回の施術を行っています。現在、ほとんど股関節痛はなくなり、仕事も普通にできるようになりました。両側の股関節の曲がる角度はともに90度と硬く、靴下をはくことはやや困難ですが、屈曲拘縮もかなり改善して、無理をしたときに少し痛みが出ても自分でほぐすことで簡単に解決するようになりました。

この方も、もう手術は回避できました。Oさんのような経過は、骨主体診療の医師には理解しにくいでしょう。しかし、経過が長い分、炎症主体診療では比較的簡単に股関節痛が改善する確率の高い症例です。

私の腰痛経験

前著にも詳しく書きましたが、私も長い間、炎症性の腰痛に苦しんできました。まず20

図22　著者の腰痛の経過

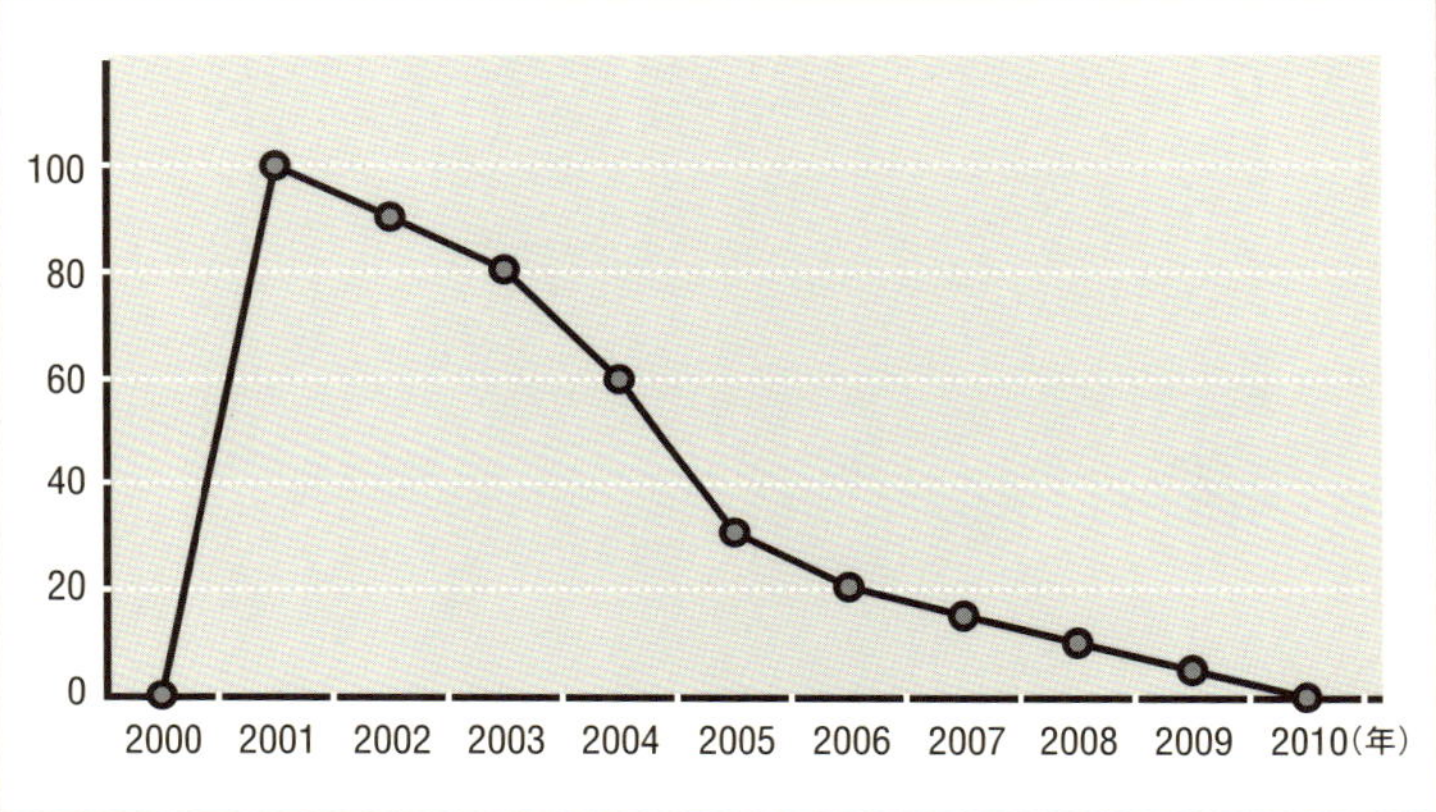

歳代に2回起こりました。いずれもそれぞれたった1回のステロイド注射で改善しました。当時の整形外科医の触診と診断、そして治療には感謝していますし、たいへん尊敬しています。

しかし、3回目の腰痛のときはその医師が引退されており、結局7人の医師を訪ねましたが、炎症を抑える治療は皆無でしたので、自然治癒で痛みがゼロになるまでに約10年かかりました。その腰痛の経過を示したのが図22です。

最初の3年間が精神的にも肉体的にもきつかったです。私は腰の骨に重度の変形があり、その周辺の軟部組織に炎症が起きやすいようです。炎症のピーク時は、座ることが怖かったほどです。座ると、腰の骨と骨が当たっているような、刃物で刺されているような痛みがありました。そして、座った姿勢から立つときは非常にゆっくりにしか立てない状態でした。

私はゴルフが趣味で、この腰痛が出る前にはよくゴルフ場に行っていました。しかし、この腰痛が始まってからはスイングができなくなり、ほぼ10年間ゴルフは完全にやめていました。腰痛がゼロになった2010年からようやく再開し、今ではかなり無理がきくようになりました。もちろん、腰痛はまったく出ません。かつての痛みが嘘のようです。

私の腰の骨には現在でも重度の変形がありますし、大きな椎間板ヘルニアもあります。しかし、炎症がなくなった今では、まったく痛みはなく普通に生活できています。この経過は、骨主体診療では考えられないことです。しかし、炎症主体診療では当然の結果なのです。このような経験があるので、私は皆さんの気持ちがかなりわかっているつもりでいます。

炎症は改善するものなのです！　股関節炎も改善するのです！

column

赤ちゃんの時期から股関節を柔らかくしておきましょう

多くの変形性股関節症患者を診ていると、子供の頃から股関節の動きが硬かった人が意外と多いことに気がつきます。

「小さい頃からあぐらがかけなかった」
「小さい頃から開脚が苦手だった」
「子供の頃、跳び箱が飛べなかった」
「子供の頃、開脚前転ができなかった」
「小さい頃、『アヒルの歩き方だね』と言われた」

このような言葉をよく耳にします。生後間もなく臼蓋形成不全の診断を受ける赤ちゃんもいますし、股関節の骨に異常はないものの、股関節を開くことのできない内転筋拘縮の診断を受ける赤ちゃんもいます。また、子供の頃に先天性股関節脱臼の診断を受ける子もいます。

先天性股関節脱臼に関しては、早期発見が可能になりその治療も確立されています。先天性股関節脱臼が治った状態や臼蓋形成不全、内転筋拘縮の赤ちゃんに重要なのは、股関節の可動域の正常化です。

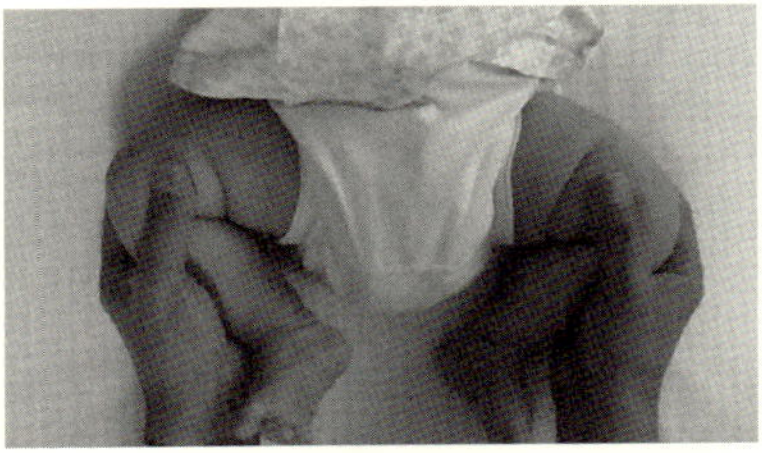
開排位

赤ちゃんを上向きに寝かせて膝を立てて外側に倒してみます。この運動は一般的に開排《かいはい》と呼ばれています。専門的に言うと、股関節の屈曲＋外転＋外旋が組み合わさった複雑な運動方向になります。この開排を行ったときに、両膝が床に着くだけの関節可動域があることが赤ちゃんの正常可動域と考えるとわかりやすいと思います。赤ちゃんの時期に、この動きを完璧にしておきたいものです。

もし、股関節を外側に倒したときに両膝が床に着かないようでしたら、内股にお母さんの親指が来るように下側から赤ちゃんの大腿部を持ち、内股で突っ張っている筋肉を探します。硬く突っ張るのは主に内転筋群です。筋肉をほぐしながら徐々に両膝が床に着くように角度を広げていきます。

毎日繰り返しているうちに両膝が床に着くようになりますので、先天性股関節脱臼の治療後や、内転筋拘縮があって股関節の動きに制限があると判断された場合はぜひ試みてください。

年に1回、私はとある2人の女の子の経過を診ています。現在2人は2歳と小学生で、正常に発達し問題なく生活しています。2人とも赤ちゃんの頃にお母さんが股関節に不安を覚え、私のもとを訪れました。開排運動に若干の運動制限がある程度で軽症だったので、主に開排を邪魔していた内転筋をほぐして、お母さんにはおむつを換えるときに行える前記のほぐし方を指導しました。

内転筋拘縮は男の子にも女の子にも起こる可能性があり、重度の場合は、期間を空けずに施術とチェックが必要になりますが、一般的には短期の治療とお母さんへの指導で済みます。

赤ちゃんの場合、股関節に炎症があるわけではなく、ほとんどは筋肉の短縮です。赤ちゃんの頃は筋肉を柔らかくしやすいので、この時期に股関節の可動域を正常にしておくことは比較的簡単です。この頃に股関節可動域をうまく正常にしておけば、小学生の頃の体操の授業に支障は出ませんし、大人になってからもスポーツ時の怪我や、変形性股関節症への悪化を防げると考えます。

赤ちゃんがいらっしゃる方は今からでも遅くないので一度開排できるかどうかのチェックを試みてください。そして、成長が落ち着く高校生くらいの年齢の頃に一度レントゲン写真を撮っておくことをお勧めします。万が一その後股関節が悪化したとき参考になりますので、必ずレントゲン写真のコピーをもらってください。もちろん、デジタルカメラでレントゲン写真を撮影して保管するという形でも大丈夫です。

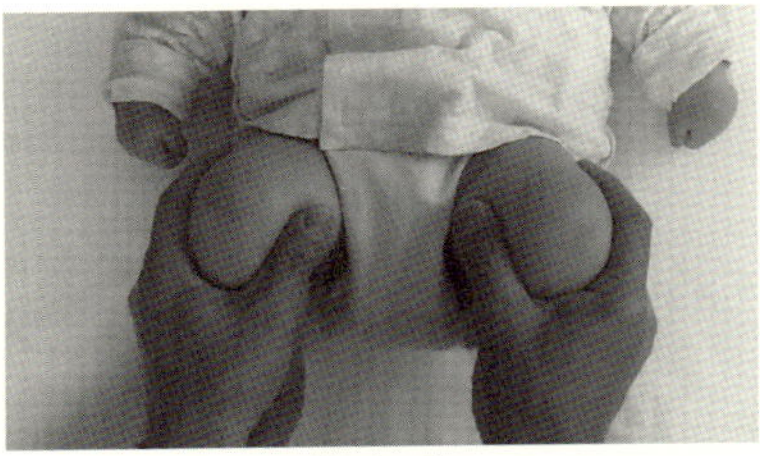

持ち方

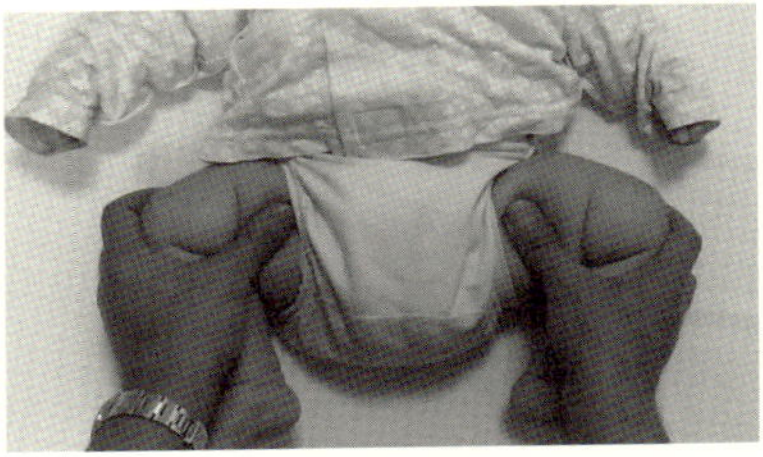

ほぐし方

第4章

股関節が長持ちする条件

炎症主体診療が理解できると股関節を長持ちさせられる

皆さんは、股関節を長持ちさせる条件は何だと思いますか？　運ですか？　気合ですか？　筋トレですか？　多くの方は運まかせではないでしょうか？

手術をしていない方でも、どんどん悪化していく方がいる一方、ある程度のところで症状が落ち着いている方もいます。自骨手術を受けられた方でも、すぐに人工関節手術となる方がいるかと思えば、もう40年間も問題なく過ごされている方もいます。人工股関節手術を受けられた方でも、数年で再手術（再置換術）を受けられた方がいるかと思えば、人工股関節側を軸足にしながらも30年間無事に過ごされている方もいます。

ただ、運が悪かっただけですか？　ただ、運が良かっただけですか？　それとも、担当医の差ですか？

ここではっきりさせましょう！　**炎症主体診療を理解できると、皆さんの股関節は意図的に長持ちさせることができるのです！**

ここでもう一度、炎症主体診療の考え方を復習しておきましょう。

炎症主体診療では、骨の変形はある段階で止まると考えます。骨主体診療で言うところの病期の初期で止まったり、進行期の途中で止まったり、末期で止まったりして落ち着き、安定期を迎えます。それは、炎症の治癒過程が放物線状に変化するからです。

股関節内の炎症さえなくなれば、骨や軟骨に変形はあっても炎症の終わりに伴い股関節痛は落ち着き、骨や軟骨の変形も落ち着きます。股関節痛は、いつまでも続く症状ではないのです。

炎症が強い状態では、反射的に筋肉は硬くなるので筋力が十分出づらくなります。この時期には、**可能な範囲で筋肉を柔らかくし、股関節の関節可動域を維持しながら股関節周りの筋肉が正常に収縮できて筋力が十分発揮できる状態を保つことが重要**です。このことが**股関節を長持ちさせる最も重要な要素**になります。

例えば、立つ、歩くといった動作の際には、股関節に大きな衝撃が加わります。しかし、その衝撃のすべてが股関節に伝わるわけではなく、足首にある足関節、膝関節でも衝撃を吸収しますし、股関節周囲にある22本の筋肉も衝撃を吸収する役割を持っています。

しかし、股関節周りの筋肉が病気であれば、同じ筋肉でも正常なときに比べて5分の1程度の収縮力しか出せないこともあります。これでは、股関節の衝撃吸収力がかなり低下するでしょう。何らかの病気で体調を崩したときに、体に力が入らないという経験をしたことがあると思いますが、筋肉にも病気があって、病気になるとその力を十分発揮できなくなるのです。

このようなときには、筋力をつけようとするのではなく、筋肉をほぐして（ストレッチして）筋力が出やすいようにすればいいのです。股関節を長持ちさせるための股関節の衝撃吸収力は、筋肉が正常であるだけでかなり働くのです。可能な限り筋肉を正常に保ち、股関節を長持ちさせましょう。もう〝運まかせ〟の時代は終わりました。

股関節を長持ちさせる3つの原則

1　関節圧迫と衝撃吸収

股関節を長持ちさせるには、まず関節圧迫と衝撃吸収のメカニズムを理解する必要があります。ちょっと難しく感じるかもしれませんが、できるだけ簡単に説明しましょう。

この関節圧迫と衝撃吸収は、炎症主体診療の視点からしか生まれない考え方です。股関節痛とは、レントゲン写真には写らない股関節内の炎症とその炎症の影響を強く受ける筋肉の病気が関係して起こる現象だからです。したがって、炎症主体診療を理解することは股関節を長持ちさせることにつながります。

◎関節圧迫とは

関節圧迫とは、関節を構成する2つの骨に間が狭くなるような圧迫力が加わることです。関節圧迫には正常と異常がありますが、まずは正常な関節圧迫からご説明しましょう。

筋肉には両端があって、筋肉の始点を起始《きし》、筋肉の終点を停止《ていし》と呼びます。股関節を守る22本の筋肉は、すべて股関節の上からスタート（起始）して、股関節より下にくっつきます（停止）。炎症によってこれらの筋肉が縮むと、停止部が起始部に近づき、結果的に股関節内に強い圧迫力が働くことになります。

図23は、股関節の関節圧迫を模式化したものです。皆さんの筋肉が正常な状態で足を床について体重がかかっているとき（立脚《りっきゃく》）と、足が床から離れて体重がかかっていないとき（遊脚《ゆうきゃく》）の股関節圧迫力と軟骨の状態を示しています。上には上半身の重さが加わる骨盤の骨、下には足を支えている大腿骨があります。股関節の軟骨がその間の斜線で示した部位にあります。

図23　正常な関節圧迫

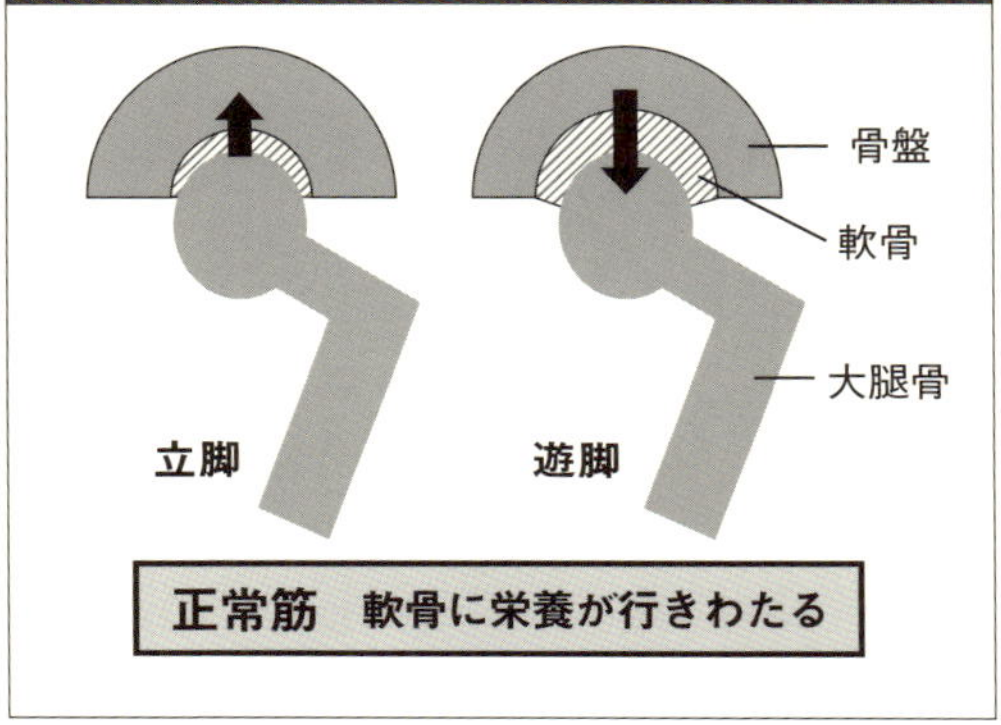

通常、立脚時には、体重によって大腿骨が骨盤に押し付けられて関節の隙間が狭くなり、軟骨への圧迫力は増加します。この関節圧迫力の増加によって、軟骨内からは栄養を吸収し終わった後の関節液（一般的には水と呼ばれています）が絞り出されます。

次に、足が床から離れる遊脚時には、足の重みによって関節の隙間が広がり、軟骨への圧迫力は低下します。この関節圧迫力の低下によって、軟骨内には栄養が豊富な関節液が入り込みます。軟骨には血

図24　異常な関節圧迫の状態

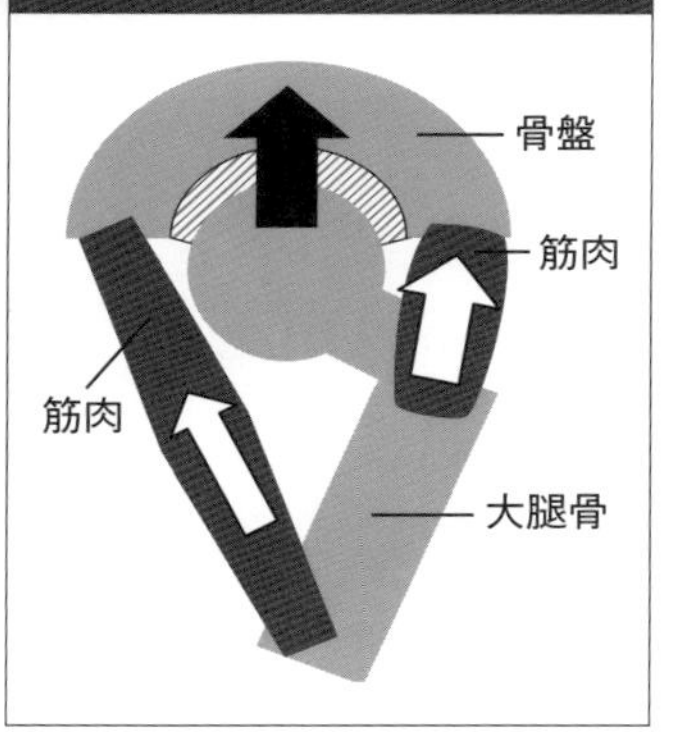

図25　筋肉の短縮による軟骨への圧迫

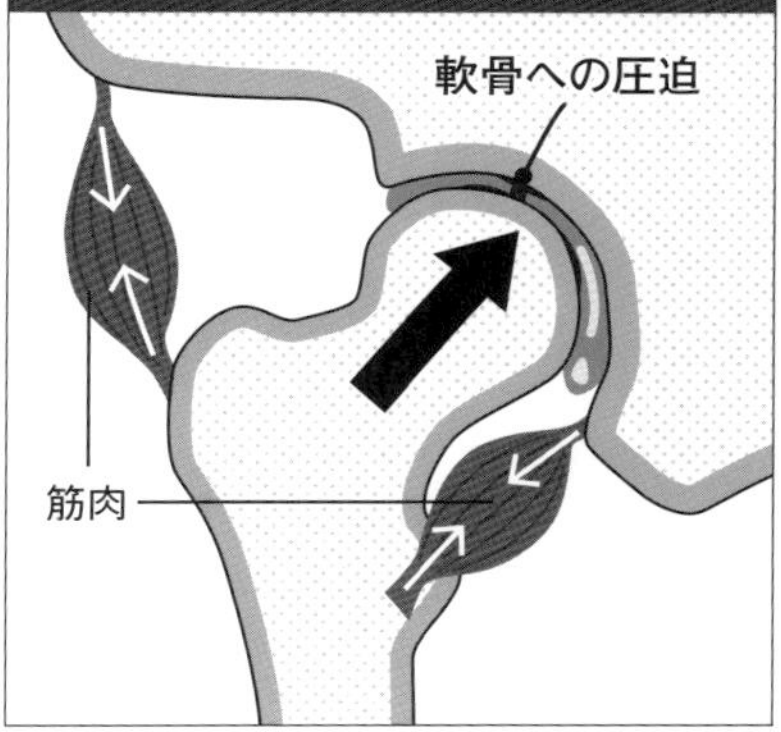

管がないため、足が床についたり離れたりという軟骨への圧迫力の差をうまく利用して軟骨内に栄養が行きわたるのです。つまり、弛《し》緩《かん》を伴う正常関節圧迫は、軟骨を養う作用があるのです。

次に、異常な関節圧迫を説明します。

股関節に炎症が起きて反射的に筋肉が縮む期間が長くなると、筋肉は弛緩できなくなり、筋肉が常時縮んだまま筋の病気＝筋・筋膜痛症候群になります。図24は、筋肉が病気になっているときの股関節圧迫の増加による軟骨への圧迫増大状態を示しています。

股関節をまたいで骨盤と大腿骨に付着している多くの筋肉が病的に縮むと、大腿骨が骨盤に押し付けられたままとなります。すると、軟骨には常に強い圧迫が加わり、軟骨への栄養供給に支障が生じます。

この状態が長期間続くと、軟骨は栄養不足となり軟骨細胞が徐々に壊死していきます。この現象は、一般的には〝軟骨がすり減る〟という言葉で説明されています。

軟骨がすり減るというと、いかにも体重をかけると股関節内の摩擦が増えてすり減るような印象を受けます。しかし、実際は**股関節圧迫が強くなり過ぎるために軟骨内が栄養不足になることによって、軟骨細胞が減ることが原因**なのです。ですから、〝軟骨がすり減る〟という説明は間違いで、正確には〝軟骨細胞が減る〟と説明しなくてはなりません。

図26　床からの衝撃を筋肉が吸収

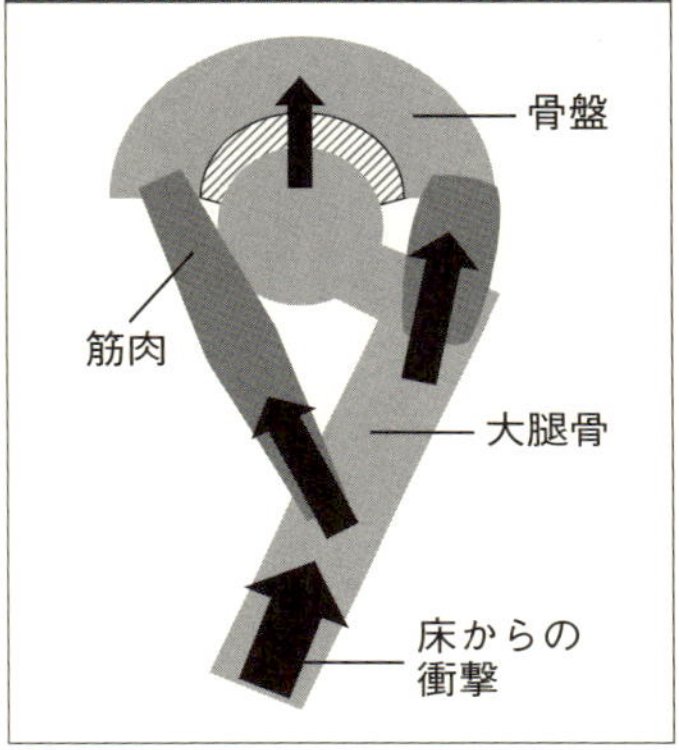

図26は、床からの衝撃を表したものです。太い矢印で示した床からの衝撃（床反力《ゆかはんりょく》）を、2本の筋肉が吸収してその力は弱まり、結果として股関節に加わる力も小さくなっています。つまり、**床からの衝撃＝股関節への衝撃ではない**のです。体重が増えたからといってそのまますべてが衝撃の増大となるわけではないのです。

筋肉が病的に縮んで軟骨に圧迫力がかかると、炎症が取れない限り24時間続きます。24時間股関節内に強い圧迫が続くと、床から足を浮かせても関節内に緩みが生じないため、軟骨内に栄養を含んだ水が入りにくくなるのです。その結果、軟骨細胞は部分的に壊死を起こします。これが、軟骨が減る原因である軟骨軟化症の始まりです。

軟骨は、皆さんが体重をかけたときの荷重ですり減るのではありません。軟骨にも栄養不足が原因の病気があるのです！

この**軟骨軟化症は、立派な病気です。**しかし、骨主体診療の考えでは、筋肉の病気である筋・筋膜痛症候群と同様に、この軟骨軟化症も完全に無視されています。その主な原因は、**筋肉の病気に対する理解が欠けていることと、炎症や筋肉がレントゲン写真に写らないことです。**

股関節痛が出始めたら、できるだけ早期に筋肉を緩めて、軟骨に栄養が行かないという事態を避けなければなりません。病的な筋肉さえ緩められれば、正常な関節圧迫である軟骨への圧迫と弛緩が復活して軟骨が元気を取り戻せるのです。

私は、股関節に強い関節圧迫が働いている時期、つまり股関節痛がある時期に、グルコサミンをはじめとする栄養補助食品をいくら摂っても効果はないと考えています。しかし、軟骨に圧迫と弛緩が戻れば、つまり股関節痛が軽減して股関節内環境が良好な状態のときには、軟骨への栄養補助食品の効果が出る可能性はあると考えています。これは膝関節や他の関節でも同様で、痛みがある時期には効果がなく、痛みがないときに効果の可能性があると考えるとわかりやすいと思います。

このような栄養補助食品は、ウサギなどの動物実験では明らかな効果が認められています。それは、あくまでも正常に近い関節において言えることであって、痛いから栄養補助食品、という考え方は間違っています。

皆さんも、関節圧迫のメカニズムについてご理解いただき、できるだけ早期に股関節への圧迫を緩めてあげていただきたいと思います。これが皆さんの股関節を長持ちさせるための第一歩と言っても過言ではありません。

◎軟骨と骨の栄養

軟骨も骨も生きていて、当然ながら自然治癒力を持っています。その自然治癒力を発揮するために必要なのは、血液です。骨には直接血管が入り込んでいますが、軟骨には血管も神経もありません。軟骨が生きる源は、血管からの栄養が溶け込んだ関節液です。股関節の袋である関節包は、その内側にある滑液包《かつえきほう》から出される軟骨の栄養源である関節液をためておくとても重要な袋です。関節包には神経が豊富に存在しており、中に炎症が起こると股関節痛の原因となります。

人工股関節の手術では、痛みを感じる神経が多く存在する関節包を取り除くため、人工股関節にすると関節自体からの痛みがなくなるのです。骨と骨が当たって痛みを出していて、その骨を取り換えるので股関節痛がなくなると考えている方が多いですが、骨と骨が当たっていてもまったく痛みを感じない方がいる以上、それは間違いです。

変形性股関節症は、軟骨が減ることから始まる病気ですが、炎症があるときにしかその変化は起こりません。体重をかけたときの摩擦力だけで軟骨が減るのであれば、それは大変大きな問題になります。やすやすとスポーツもできなくなります。**体重をかけると軟骨がすり減るというのはまったくの嘘ですから、安心してください。**

先ほどご説明した股関節への関節圧迫が強く起こったとき、つまり、異常な股関節圧迫があるときには、軟骨へも栄養が行きわたりにくくなります。これが、軟骨軟化症という

図27　軟骨軟化症の進行

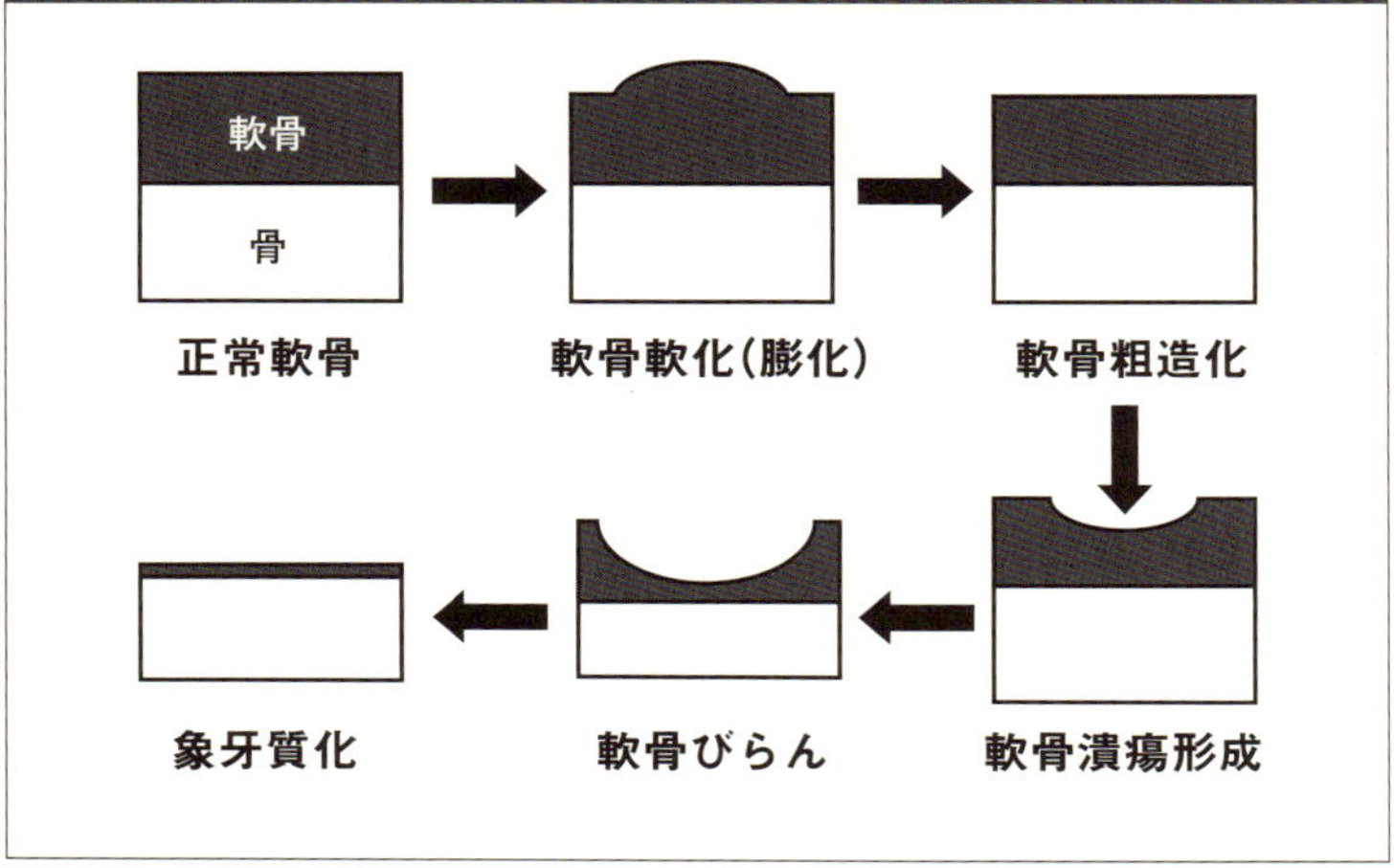

軟骨の病気です。軟骨軟化症を止めないと正常軟骨はやがて軟骨軟化（膨化《ぼうか》）を起こし、その後、軟骨粗造化→軟骨潰瘍形成→軟骨びらん→象牙質化へと進んでしまいます。

通常、ある物とある物がすり合わされると、摩擦が発生します。その摩擦によって物はすり減り、摩擦熱が発生します。そのすり減りや摩擦熱を極力小さくするために、つまり、股関節がすり減らないように、また、股関節を動かすときに熱が発生しないように骨盤側と大腿骨側の両方に準備されているのが、軟骨です。

もう1点、軟骨の恐るべき機能を挙げてみましょう。

テーブルの上に置かれた重さ1kgの氷を水平方向に引っ張るとしましょう。氷が動き始めた際の引張力《ひっぱりりょく》（物体が外力によって引っ張られた際にそれに応じて内部に生じる力）が重さと同じ1kgだった場合、摩擦の強さを表す摩擦係数は〝1〟と表現されます。500gの力で動けば、摩擦係数は0・5となります。摩擦係数が小さければ小さいほど「摩擦が小さい」ということです。

スキーの板と雪の間の摩擦係数は、0・01〜0・1。

スケートのエッジと氷の間の摩擦係数は、0・05。

氷と氷の間の摩擦係数は、0・03。

この数値に対して、股関節の骨盤側の軟骨と大腿骨側の軟骨間の摩擦係数は0・005〜0・02と言われています。**軟骨間の摩擦係数は驚異的**なのです。こんな素晴らしい軟骨が皆さんの股関節に準備されているにもかかわらず、〝すり減る〟という言葉を平気で使う医師がいるので困ったものです。

また、「軟骨はクッションの役目がある」という説明がさまざまな本の中に書かれています。股関節の軟骨にクッションの働きがないとは言いませんが、股関節のクッションは

22本の筋肉です。皆さんが**足を床についた瞬間、股関節周りの22本の筋肉は反射的に一斉に収縮して股関節に加わる衝撃を吸収します。**

このとき、筋肉が正常な状態に近ければ近いほどクッションとしての働きが大きくなります。筋肉が疲労しているときはクッションとしての働きは弱まり、筋肉が病気のときはクッションとしての働きがかなり小さくなります。筋肉のクッションとしての働きが小さくなることは、股関節に加わる衝撃力が大きくなることを意味しています。

◎関節圧迫を取り去る方法

股関節を長持ちさせるために異常な関節圧迫を取り去ることは、意外と簡単です。そう、股関節圧迫の原因となっている股関節周囲の筋肉を緩めることです。これは筋トレではなく、筋ストレッチです。

筋ストレッチには、間接ストレッチ法と直接ストレッチ法の2通りの方法があります。間接ストレッチ法は、一般的に行われているストレッチ法です。しかし、この方法は股関節痛があって股関節を思うように動かせないときにはできませんし、筋肉の正常な部分だけが伸ばされ、肝心の筋肉のしこり（専門的には筋硬結《きんこうけつ》と言います）が伸ばされないという問題点があります。

筋肉を効果的に、しかも簡単にほぐせる方法が直接ストレッチ法です。これは、筋肉のしこりを直接押してほぐす方法で、例えば、硬式テニスボールを床に置いて、そこに痛い部分を乗せて体重をかければいいのです。もし股関節周囲の深い部分にある筋肉が痛みを出しているときは、硬式テニスボールでは届かないかもしれません。股関節の周りにある深部の筋肉ほど、股関節に近いがゆえに股関節内の炎症の影響を強く受けるようにできているからです。

まずは皆さん自身で筋肉をほぐしてみてください。筋肉をほぐすには、しっかり自分の体を観察しなければなりません。自分の股関節周りはどんなときにどこに痛みが出るのかを観察するのです。そして、その痛む場所に自分の体重をかけてほぐしてみてください。その方法については、２２２ページからご紹介しています。

しかしご自身の工夫で十分な効果が得られなければ、ぜひ私たちに協力させてください。私どもが行っている深圧は、ほぐすのが難しい深部の筋肉まで緩めることができます。

◎衝撃吸収力を高める方法

1961年にJ・M・モリス医師が面白い研究を行っています。体重77kgの人が90kgの重りを持っているときに、腰にどのくらいの衝撃（負担）がかかるのかを計算しました。机上の計算では、900kgという予想でした。

すると、大きな矛盾が生じたのです。実際には年齢や性別によって差はありますが、軟骨は300kgの負荷から破壊が起こり、骨は450～800kgの負担で骨折を起こすのに、計算上900kgの負担がかかった被験者の腰には軟骨破壊も骨折も起きなかったのです。この研究の結果は、筋肉の収縮が関節への衝撃を吸収することを意味しています。この研究は腰をモデルに行った研究でしたが、筋肉による衝撃吸収システムは、人体すべての関節に準備されています。

股関節には体重の約3倍の負担がかかります。つまり、例えば高さのあるところから飛び降りたり激しいスポーツをしたら、また、体重100kgの人はただ歩くだけで、軟骨が破壊される300kgの負担がかかっていることになるでしょう。実際に計算通りの負担がかかっているなら、皆さんの軟骨はとっくになくなっているでしょう。そういう私の股関節軟骨もとっくになくなっているのでしょうね？

でも実際にはその程度の運動で軟骨はなくなっていません。なぜならその衝撃を股関節周りの筋肉がかなり吸収してくれるからです。この衝撃吸収力の話をしないで「股関節には体重の3倍も衝撃が加わる」と説明する医師は、いったいどのような意図があってのことなのでしょうか。そんなに「軟骨がすり減る」という話をしたいのでしょうか。

さて、この衝撃吸収力を高めることも、股関節を長持ちさせるための基本中の基本となります。股関節の衝撃吸収力は、主に股関節周りの22本の筋力の総和です。

「じゃあ筋力を鍛えればいいのでは？」と単純に考えがちです。関節や筋肉の状態が正常であれば、それが正解です。しかし、炎症と筋肉の病気が同時に起こっていたり、また、炎症の後遺症としての筋肉の病気だけが残っていたりする患者に筋トレを指導することは、非常に危険を伴います。炎症や筋肉の病気によって発揮できる筋力が低下しているからです。これは、一般的に考えられている筋力低下とは異なる状態です。

例えば、股関節に炎症がなく、正常であれば100の力が出せる筋肉量があったとします。同じ筋肉量でも、股関節内に炎症や筋肉の病気があると、発揮できる筋力は100ではなく極端に低下してしまいます。80かもしれないし、ひどいときには20にもなっているでしょう。

皆さんが行うべきことは、**筋肉を鍛えることではなく、本来の筋力が発揮できるまでに筋肉のコンディションを可能な限り高める**ことです。この考え方は医療従事者の中でも理解している方が少ないので、皆さんにもなかなか理解してもらえず、私は日頃苦労しています。

まずは皆さんの筋肉のコンディションは正常ではないということからご理解いただけるとうれしいです。そして股関節を長持ちさせるには異常な股関節圧迫を取り除き、また、股関節の衝撃吸収力を高めることが大事で、そのためにはまずは炎症や筋肉の病気のために縮んで硬くなっている筋肉をストレッチすることでほぐして正常に戻すことから始めるべきなのです。

2 基本から応用へ

皆さんの股関節機能の改善を考えるうえで、まずは体の基本となる機能をしっかりさせてから応用の動作を目指すのが基本的な順序となります。体の基本機能をしっかりさせるとは、痛みを除去すること、股関節の動き（関節可動域）を維持拡大すること、そして良い立位バランスが取れることなどを指します。一方、基本機能が改善したうえで行われるべきなのが筋トレ、歩行、スポーツなどの応用能力です。

これは、赤ちゃんが徐々に基本機能を整えつつ応用能力を獲得して発達していくのと同じことです。赤ちゃんが歩けるようになるためには、バランス良く立てないといけません。そのために、首がすわってお座りをし、寝返りをして、体幹や手足の筋力と全身のバランスを身につけていくのです。

図28　身体の基本機能と応用能力

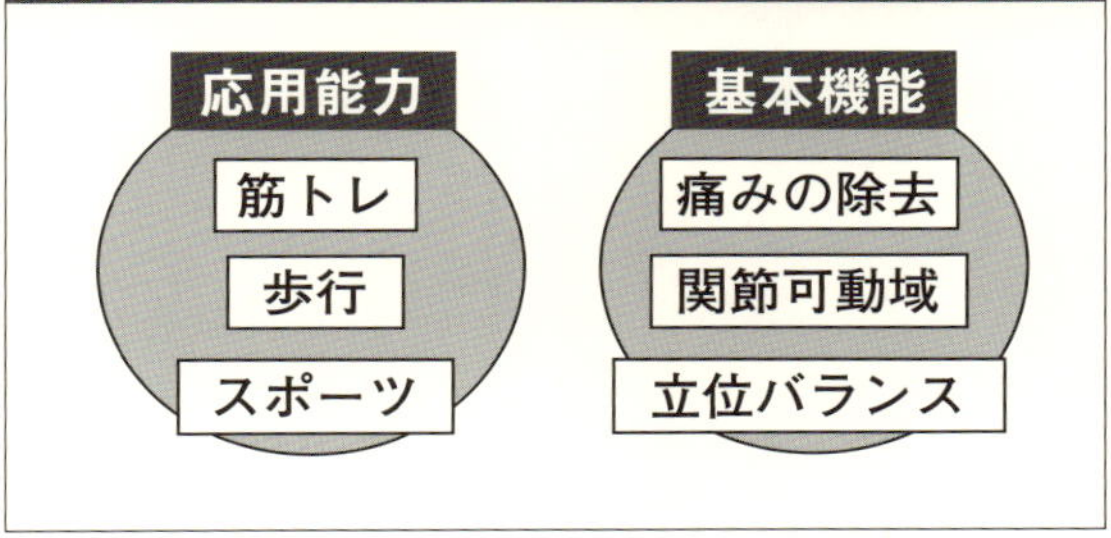

では、皆さんにとっての基本、応用とは何でしょうか。現在の皆さんは、基本を準備しなければならない時期なのか、それとも基本は準備できていて応用を行っていい時期なのか、この順番を間違えると股関節痛が悪化して、その結果、股関節を長持ちさせることができません。

それでは、基本と応用とは具体的にはどのようなことなのかを例を挙げながら説明しましょう。

①股関節痛と筋トレ

これまでに何度も私は、股関節痛がある時期は筋トレをするなと訴えてきました。筋トレは痛みがないときに行うのが原則だからです。筋トレを行うために準備しなければならないことは、股関節痛を取り去ることです。

しかし一般的には、変形性股関節症の病期に関係なく、すべての患者に筋トレを指導する医師が多いと思います。これも繰り返し述べてきましたが、この指導も骨主体診療の問題点で、実はこの指導が変形性股関節症を「進行する」ように悪化させている一因です。

皆さんの筋力低下は、股関節炎という病気自体によって起きているのではなく、股関節痛があって足に体重をかけられないから、もしくは、病院で足をかばうように言われているから足がやせ細って廃用性筋力低下が起こっているだけです。したがって、筋力を回復させるには、足に体重がかけられればいいということになります。そのためには、まず痛みを取り去る治療を行うのが原則のはずです。

炎症前期には、炎症性の股関節痛に筋肉性の股関節痛が加わっています。この時期にしなくてはならないことは、股関節内の炎症を和らげることと、筋肉をほぐす（ストレッチする）ことです。筋肉をほぐすには直接ストレッチ！　そう、硬式テニスボールなどを使えばよかったですね。炎症が強いときは効果を感じにくいと思いますが、この時期は股関節痛を和らげるために徹底的に筋肉をほぐすことです。

そして、筋肉をほぐして痛みを軽減させてから、後でご紹介する患側荷重法などで悪いほうの足に体重をかけてみて、股関節痛を感じることなく体重がかけられれば、結果的には股関節をほとんど動かさずに安全な筋トレとなるのです。

この時期に筋トレに励んでしまうと、筋肉の緊張を高めてしまい、異常な関節圧迫と衝撃吸収力の低下を招いて股関節痛が増悪するだけでなく、股関節を長持ちさせることができなくなります。**股関節痛があるときに筋トレは禁止**です。プロスポーツ選手は、痛みの前段階の「筋が張る」「体が重い」状態ですらトレーニングを中止するといいます。炎症がピークを過ぎて炎症後期に入ると、股関節痛も改善してきます。股関節痛の改善に伴い、徐々に活動量を増やしていけばよいのです。

ここまで読んできた皆さんには、私は筋トレ大大大反対派だと思われていることでしょう。しかし、炎症初期から炎症後期の初めの頃までの方には筋トレを全面的に禁止することもありますが、炎症がほとんどなく、筋肉が柔らかくて良好な状態の方には、むしろ筋トレやスポーツを勧めています。

皆さんが筋トレやスポーツを始めたいという気持ちになったときには、まず股関節痛がないことが前提で、徐々に運動量を増やしても股関節痛が悪化しないことを確認してから少しずつ運動量を増やしてみてください。そして、まずは体の奥のほうにあって姿勢の安定に働くインナーマッスルから動かすことを始めて、自信がついたら体の表面の運動に適したアウターマッスルの運動に移ればいいと思います。インナーマッスルの筋力の準備があったほうが、アウターマッスルを使った運動をしたときに体の痛みが出にくくケガもしにくくなるからです。具体的には、股関節を動かさずに体重をかけるだけで筋肉を収縮させるトレーニング（228ページ参照）でインナーマッスルを動かし、慣れてきたら、プール内で歩くなど股関節を動かして行うアウターマッスルのトレーニングを行うといいでしょう。つまり、痛みがない状態で行うことを前提として静的トレーニングから始め、動的トレーニングへと移行していくということです。

炎症前期から炎症最大期には筋力は低下してもいいのです。そして、炎症後期になったら活動量を増やし筋力を取り戻しましょう！　炎症後期には自然と活動量が増えますが、そのときに気をつけることは、悪いほうの足にも均等に体重をかけることです。**活動量を増やして筋力をつけるという筋トレを行うためには、股関節痛を取り去るという準備が必要なのです！**

症例16……Pさん 40歳代 女性 子供の頃に自骨手術を数回受ける

Pさんは、子供の頃に自骨手術を受けていました。ゴルフが好きなのに、どの病院に行ってもやめるように言われていました。骨主体診療の考え方では、骨や軟骨に変形があるとその変形は進行するものと捉えるので、股関節の状態を悪化させるからとゴルフを禁止するのです。

しかし、炎症主体診療の考え方では、経過が長いとすでに炎症はなくなっている方が多く、炎症がなければ変形は落ち着き、進行しないものと捉えます。Pさんの初診時の痛みは、単純に筋肉性のみの痛みだと考えて施術しました。その結果、Pさんの股関節内には炎症がないと確信できたので、ゴルフを続けるように助言しています。それどころか、私のほうから一緒に行きませんかとお誘いしています。現在までに4回ご一緒させていただきましたが、どんどん歩けて、プレイ後に痛みが出ることもほとんどなくなりました。

現在、Pさんは私の数倍のペースでゴルフコースを回っています。最近では年に数回だけ筋疲労を取る目的で通院していただいています。

症例17……Qさん　60歳代　女性　両側人工股関節

長年、股関節痛がすっきりしなかったQさんは、信頼できる医師が見つかり、両側の人工股関節手術を左右別々に受けられました。そして専門の先生に筋トレの指導を受けてさまざまな運動を行っていました。

私は、すでに多くの活動量があるので、わざわざ筋トレは必要ないのではないかとQさんに聞いたことがありました。するとQさんはこう言われたのです。

「手術前から積極的に筋トレをしたかったけど、いままでできなかったのです。いま、筋トレをするのがとても楽しいんです」

そうか、楽しいのだ……。私は思い知らされました。その言葉を聞いて、私は「わかりました。筋肉の状態は私どもが責任を持って管理しますので、やりたいだけどんどん筋トレを行ってください」と言ったのを覚えています。

Qさんは、筋トレをしながら筋肉を定期的にほぐして股関節を長持ちさせるという考え方がしっかりしていて、すでに人工股関節手術後の炎症もうまく乗り切って筋肉の状態も良いので、私もそう言いました。

炎症がなくなって筋肉の状態が良くなると、結構無理がきくようになりスポーツもできるようになるものです。この本の最初に紹介したAさんも同様の理由でゴルフを始めた方です。私はこういう方たちを応援しています。

②関節可動域と歩行

立つ、歩くなどの動作をするときに大切なのは何だと思いますか？　皆さんはまず筋力のことを考えるのではないでしょうか。ところが実は、その動作に必要なのは筋力よりも関節可動域です。

例えば、椅子から立つときに、一旦お辞儀をするように重心を前方に移し、両足に体重をかけてから足の力を使って立てば、それほど筋力を必要としません。しかし、股関節が曲がらないことには、お辞儀はできません。そうなると、椅子から立つのに多くの筋力を必要とすることになります。また、歩行は皆さんが思っているほどの筋力がいりませんが、股関節の可動域が狭いと、歩き方が悪くなるだけでなく余計なエネルギーを必要とします。

このように、日常生活の動作には主に股関節の屈曲と伸展の可動域が必要とされます。座ったり立ったり、階段を上ったり下りたりするには、股関節屈曲（前方への曲がり）が要求されます。また、歩行時には思いのほか股関節の伸展（後方へのまがり）が要求されます。

私の患者の多くは股関節の伸展に問題を抱えています。図29のように、股関節の伸展角度の正常可動域は20度と言われていて、そんなに動くものではありませんが、この20度を獲得するのが想像以上に難しいのです。ですが、股関節が後ろに反る（伸展する）ようになると、大股で歩けるようになり、股関節の前側の痛みも出にくくなります。

股関節の可動域が狭くなりやすいのは、炎症前期から炎症最大期にかけての時期だけです。この時期には筋トレを忘れて、炎症が治まってきたときに備えて筋肉をほぐして（ストレッチして）、関節可動域を必死に維持することが重要になるのです。筋肉の短縮が起こると股関節の動きが悪くなるからです。股関節が動かなくなる原因として、骨と骨が当たるからということはほとんどありません。

炎症後期に歩行を含めた動作を楽に行いたければ、炎症前期〜最大期にできる限り股関節の動きを硬くしない準備が必要なのです。股関節の動きが悪いと非常に無駄なエネルギーを必要としてしまうからです。

私は、2人の信じられない方たちにお会いしたことがあります。骨主体診療の病期では末期の状態の股関節にもかかわらず、股関節の動きがまったく正常なのです。実は、2人には共通点がありました。股関節痛が出始めた頃、お風呂の中で温まりながら時間をかけて股関節を引き寄せたり、開いたりしていたというのです。

「今後、股関節を硬くしてはいけないと思って」と2人ともおっしゃっていました。これは、理論や知識というものではなく、2人の直感のように感じました。

私が患者を診ていて、この方には手術が向いていると感じる要因の第1位は、長引く股関節痛です。そして、第2位は、股関節の関節可動域の狭さです。つまり、股関節の動きが悪過ぎる方です。股関節の動きが悪いと日常生活の動作に支障が出て、患者のＱＯＬを下げている可能性があるからです。しかし、股関節痛が長引いて関節の動きが悪くても、

図29　正常股関節の関節可動域

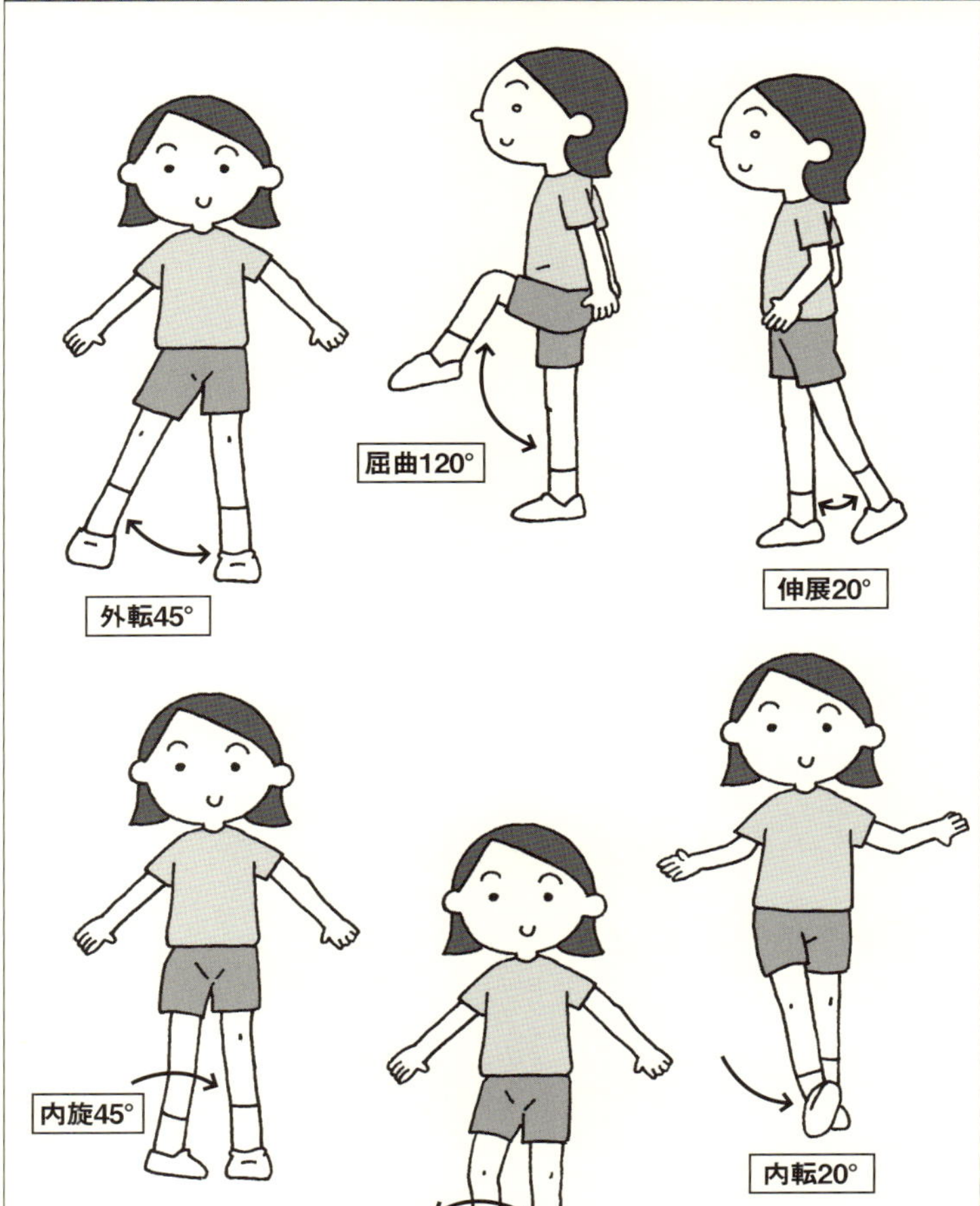
屈曲120°
伸展20°
外転45°
内旋45°
内転20°
外旋45°

それ以上に手術に対する拒否感が強い方には、手術の話はまったくせず、手術をしない方向で徹底的に何年でも付き合うようにしています。

いま、あぐらをかける人はその可動域を維持してください。ただし、股関節周りの筋肉のストレッチは短時間で十分効果がありますから、痛みが出ないように、長時間あぐらをかくのは避けてください。同じようにいま、体育座りができる方、女の子座りができる方は、その可動域を維持してください。体育座りはダメ、あぐらはダメ、女の子座りはダメという情報に惑わされないでください。

何をやって良いのか悪いのかは、その動作をしたときに痛みがあるかどうかで判断するのがよいでしょう。基本的に、痛みなくできることはやっていいのです。骨主体診療の医師の中には、関節の動きを詳しく調べることなく、すべての患者に「○○の動作はやってはダメです」と指導する方がいます。その指導をされたとたんに、できていた動作が二度とできなくなる患者もいるのです。

「ハイヒールはダメ」「杖をつかなきゃダメ」「階段を上っちゃダメ」……これらもすべての方にあてはまるものではありません。

ひとくくりに股関節炎と言っても個人差が大きく、いくら努力しても、いくら深圧で防ごうとしても、炎症が強過ぎて関節が硬くなるのを防げない方もいます。しかし、皆さんに股関節痛が出始めた頃に、股関節の可動域を保つことの重要性を指導してくれる医師、その頃の可動域に合った指導をしてくれる医師がいたら、現在の股関節可動域よりも広い可動域を保てていたかもしれません。このような炎症主体診療の考え方のできる医師が増えてほしいと思うのです。

「この病気は進行性だから、何をしても無駄です」と言う医師は、まさに骨主体診療の主のような存在ですので、まったく期待はできません。そう言われることで皆さんはどんどん悪化させられているのです。

皆さんの担当医師はどちらの診療の考え方をお持ちでしょうか？

③股関節と骨盤

私が皆さんの歩行を見ていて1番問題だと感じるのは、股関節伸展の悪さ（屈曲拘縮）です。歩くときに股関節の前側に痛みを生じる原因にもなるため、屈曲拘縮を改善させせなければなりません。また、最近話題になっている骨盤の前傾も屈曲拘縮が原因となるため、その改善のためにまずは、屈曲拘縮を改善することが必須となります。

屈曲拘縮があるかどうかを簡単に知る方法があります。

1．足を伸ばして上を向いて寝たとき、両膝の裏が床につかない。
2．足を伸ばして上を向いて寝たとき、両膝の裏が床につくが腰が反る。

2の方より1の方のほうが、より屈曲拘縮が強いということになります（ただし、膝関節が悪く膝が曲がったままの方はあてはまりません）。この屈曲拘縮があると、歩行にも悪影響を与えますので、できる限り屈曲拘縮の改善を図りましょう。

私も患者の股関節の伸展の動きを出そうと毎日格闘していますが、股関節に屈曲拘縮がある方でも、体幹筋を鍛えて骨盤の動きを良くする方法はあります。それが、前著でもご紹介した骨盤体操です。本書でも230ページからご説明しています。

④立位バランスと歩行

良い歩行とはどのようなものかを考える前に、立った状態で体のバランスがきちんと取れていることが重要です。立位バランスには3方向からのチェックポイントがありますので、鏡を見ながら練習してみましょう。

1．正面から見たとき、鼻から下ろした垂線が両足の中央を通る。

これは、左右の足への体重のかけ方が均等であるという意味になります。この姿勢が違和感なくできるように試みてください。脚長差がある方は、短いほうの足にスリッパなどを履いて足の長さを揃えた状態で行ってください。

2．側面から見たとき、耳たぶから下ろした垂線が肩と大転子（大腿骨の外側に出っ張った部分）を通り、外くるぶしの前を通る。

これは、体重のかけ方が体の前後で均等であるという意味になります。脚長差があってもそれほど影響はありませんが、できたら短いほうの足にスリッパなどを履いて足の長さを揃えた状態で行ってください。
※屈曲拘縮のある方は、このテストでは重心が大きくずれますので、参考程度となります。

3. 正面から見たときに、両肩が水平で、両骨盤が水平である。

これは、体に傾きがないかどうかを見ています。脚長差がある方は、短いほうの足にスリッパなどを履いて足の長さを揃えた状態で行ってください。
※骨盤の上下の傾きがある方はこのテストでは水平を保つことが困難になりますので、参考程度となります。

1～3のすべてのバランスが整った状態で歩けることが理想となります。きれいに歩くことを考える前に、立位バランスの準備が必要になります。私は、究極的には皆さんが靴の種類や靴の中敷きなどの影響を受けない足で歩けることを目指しています。

3 筋肉の疲労と病気

筋肉は常に正常というわけではありません。体に疲労しているときや病気のときがあるように、筋肉にも疲労や病気がありますから、筋肉の状態に応じた対処法を考えなければなりません。

足の筋肉に疲労物質の乳酸がたまっていると、足が重くなり筋力を100%発揮できません。しかし、筋疲労の状態は広い目で見ると正常範囲です。このような場合は、筋肉を休めることで、重い感じが取れて筋力は回復するでしょう。筋肉を温めて血流を良くすることで、疲労感も取れるでしょう。

問題は、筋肉が病気のときです。関節包に炎症があったり、ケガをしたりケガの後遺症があったり、長時間の疲労が蓄積して限界を超えたりすると、足の筋肉にセロトニンをはじめとする発痛物質がたまり、足に痛みが起こって筋力がほとんど発揮できなくなります。また、筋肉内の血流が想像以上に悪化していて、休めたり温めたりしただけでは効果が持続しません。筋疲労が強く、すぐに疲れて限界となり、活動量も極端に少なくなって歩く

図30　正常な筋肉と異常な筋肉の判別

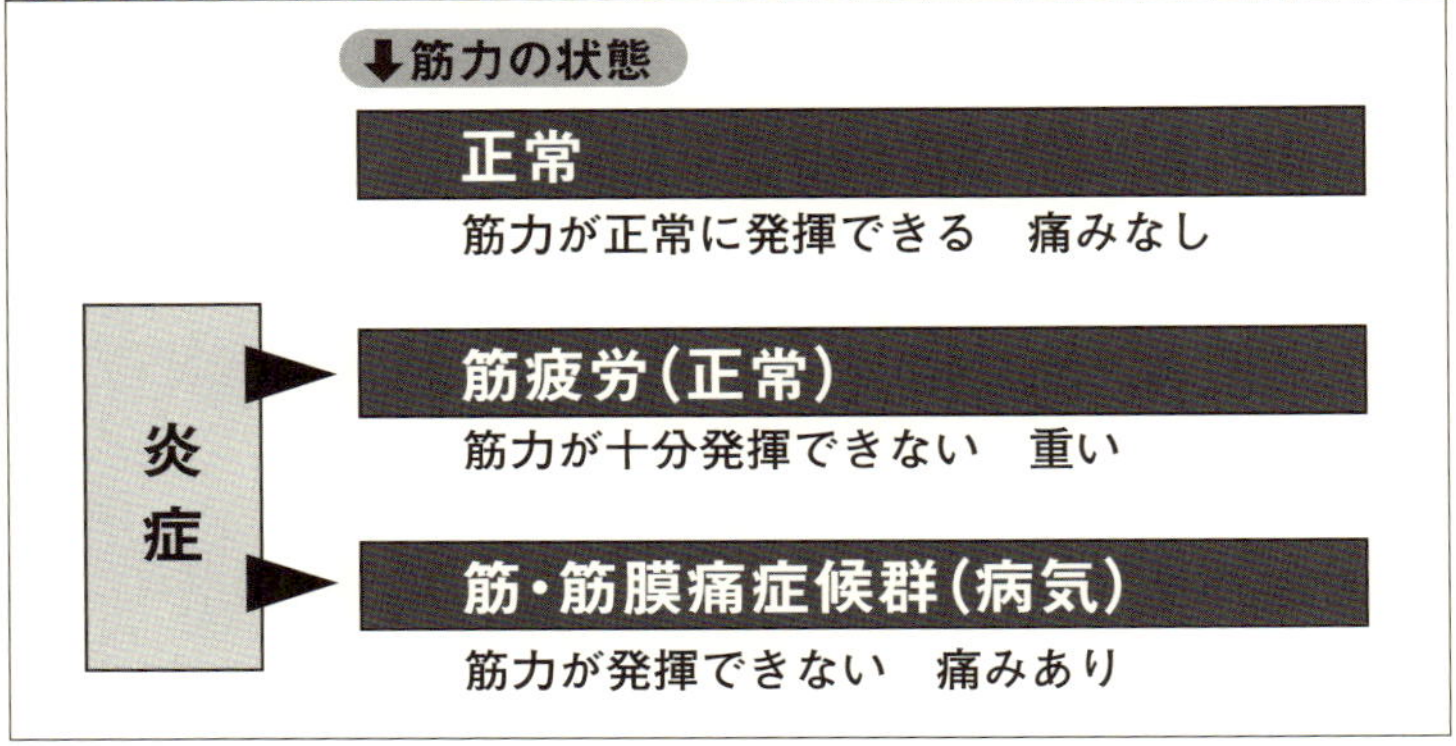

距離が短くなります。

筋肉内の血流は、直接ストレッチによって改善できます。筋肉内の発痛物質を流すことで痛みは軽減され、また、筋肉に酸素と栄養が与えられることで疲労回復が早まって、長距離を歩けるようになり活動量も増えます。

つまり、私たちの体が疲労時に休息を必要とし、病気のときに治療を必要とするように、筋肉の疲労にも休息が必要であり、筋肉の病気には治療が必要なのです。股関節炎の場合、筋肉の状態は炎症の強さの影響を受けます。つまり、炎症前期～炎症最大期の炎症が強い時期には筋肉は病気になりやすく、炎症後期になって炎症が治まってくると原則的にはその病気も疲労へと変わり、やがて正常へと戻っていくのです。

しかし、炎症前期から炎症最大期に筋肉の治療を怠ると、炎症後期になって炎症は徐々に改善していくのに対し、筋肉は病気のままで暴走し、急に無理をしたときに筋肉の痛みが爆発してしまうのです。筋肉性の股関節痛が続き、足の筋肉がつって一歩も歩けなくなるなどの症状が現れます。

◎筋力低下は廃用性だけではない

「筋力低下」と聞いて皆さんが思い浮かべるのは、筋肉が細くなった状態ではないかと思います。これは筋肉を使わないことによるもので、廃用性筋力低下と呼ばれます。

腕の太い人が続けて100回握力を測ったとしましょう。1回目よりも100回目のほうが筋力は低下するでしょう。これは、疲労による筋力低下です。同様に腕の太い人が、1回目は普通に握力を測り、2回目は細菌感染を起こした強い炎症があるときに測ったとしましょう。2回目が明らかに筋力低下している場合、これは炎症による筋力低下であり、痛みによる筋力低下であり、病気による筋力低下なのです。

前著にも書きましたが、通常の握力は60kgにもかかわらず、腕が細くなったわけでもないのに握力が10kgしかなくなってしまっている青年を治療したことがあります。原因は腕のケガではなく、交通事故による首の捻挫（むち打ち症）の後遺症でした。ケガをしているのは首なのに、握力が極端に低下していたのです。筋肉は病気になると、その症状が筋肉を包む筋膜や骨を包む骨膜に沿って広がります。この方は神経障害もなく単純に筋肉の病気だけだったので、首から腕へ深圧を行ったところ、短期間で握力は55kgまで回復しました。首の捻挫による炎症が強かったら改善にはもっと時間がかかったでしょう。すでに首の炎症は終わり、筋肉の暴走だけでこじれていたケースでした。

股関節炎の場合、足は太く筋力がありそうでも、股関節周囲の筋肉は極端な筋力低下を起こしているかもしれません。その筋力低下は炎症による筋力低下であり、痛みによる筋力低下であり、病気による筋力低下なのです。皆さんは、その状態で「重りをつけて足を上げなさい」と指導されるのです。最悪の場合、筋線維が切れてしまいます。

実際に自骨手術後、横を向いて足を上げていたときに、プツッという音がして足がまったく動かなくなった患者さんがいます。「ケガをしなかったからラッキ～！」では済まされない問題です。このことからも、股関節痛があるときの筋トレの危険性、そして効果のなさを理解していただけると思います。骨主体診療の怖い部分でもあります。

◎筋・筋膜痛症候群

ここまで筋肉の病気と表現してきましたが、この病名は、筋《きん》・筋膜痛《きんまくつう》症候群といいます。この病気について、簡単に説明しましょう。

筋肉の内部構造（図31）を細かく見ていくと、筋肉は筋線維の束《たば》の集まりであり、その筋線維は筋原線維の束の集まりであり、その筋原線維は2種類の筋フィラメントからできています。2種類の筋フィラメントは、アクチン・フィラメント（以下、アクチン）とミオシン・フィラメント（以下、ミオシン）と呼ばれています。

図32は、太めのミオシンの間に細めのアクチンが滑り込むことによって筋肉が収縮している状態の説明図です。

左と中の図は、正常な筋肉の収縮時と弛緩時の筋フィラメントの状態です。ミオシンの間にアクチンが滑り込むことによって筋肉は収縮し、2つの筋フィラメントが離れること

図31　筋肉の内部構造

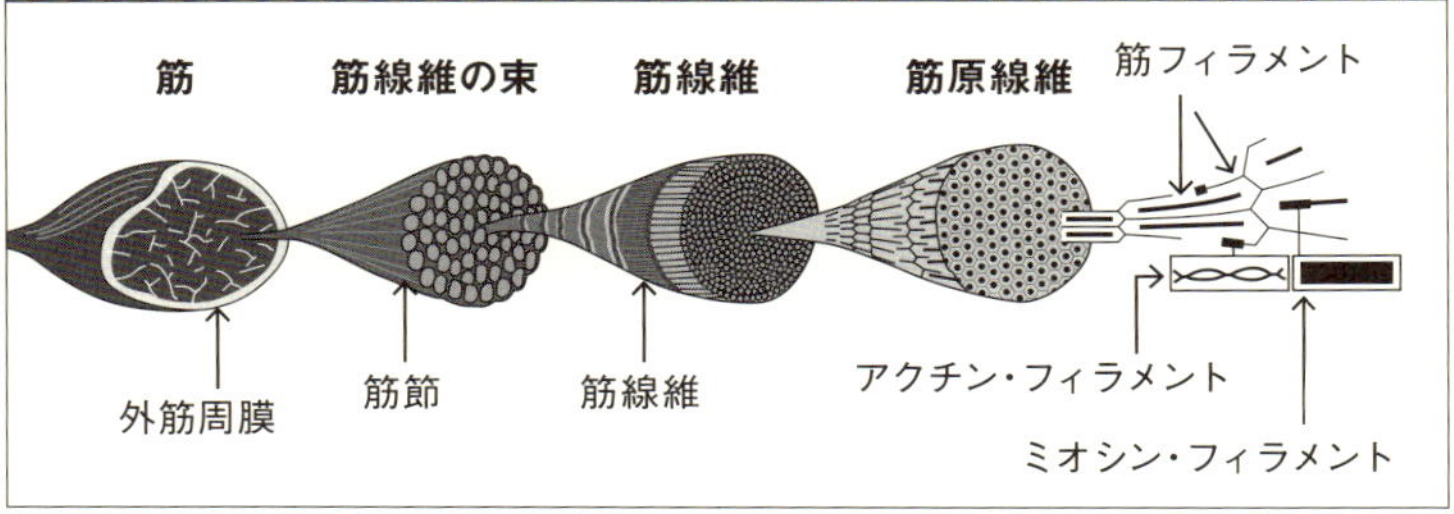

図32　収縮時と弛緩時のフィラメントの動き

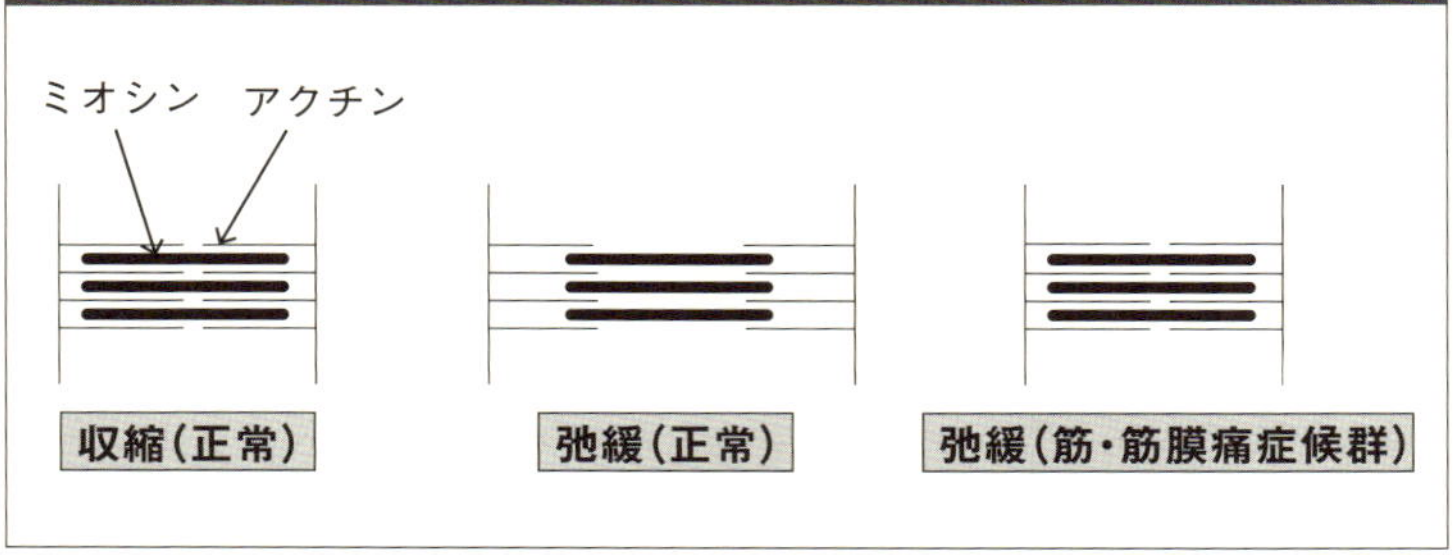

で筋肉は弛緩しています。筋肉が病気になっている状態が右の図です。ミオシンの間にアクチンが滑り込んだまま短縮して固まっています。このような筋フィラメントの短縮状態がいくつもいくつもできることにより、筋肉の一部が病気になるのです。このように硬くなった筋肉を上から押すと、しこり（筋硬結）として感じられます。結果として、**血流の悪くなった筋肉のしこりには疲労物質や発痛物質がたまり、重さや痛みを出してくるのです。これが筋肉の病気の**

図33　腱炎、腱鞘炎、軟骨軟化症のメカニズム

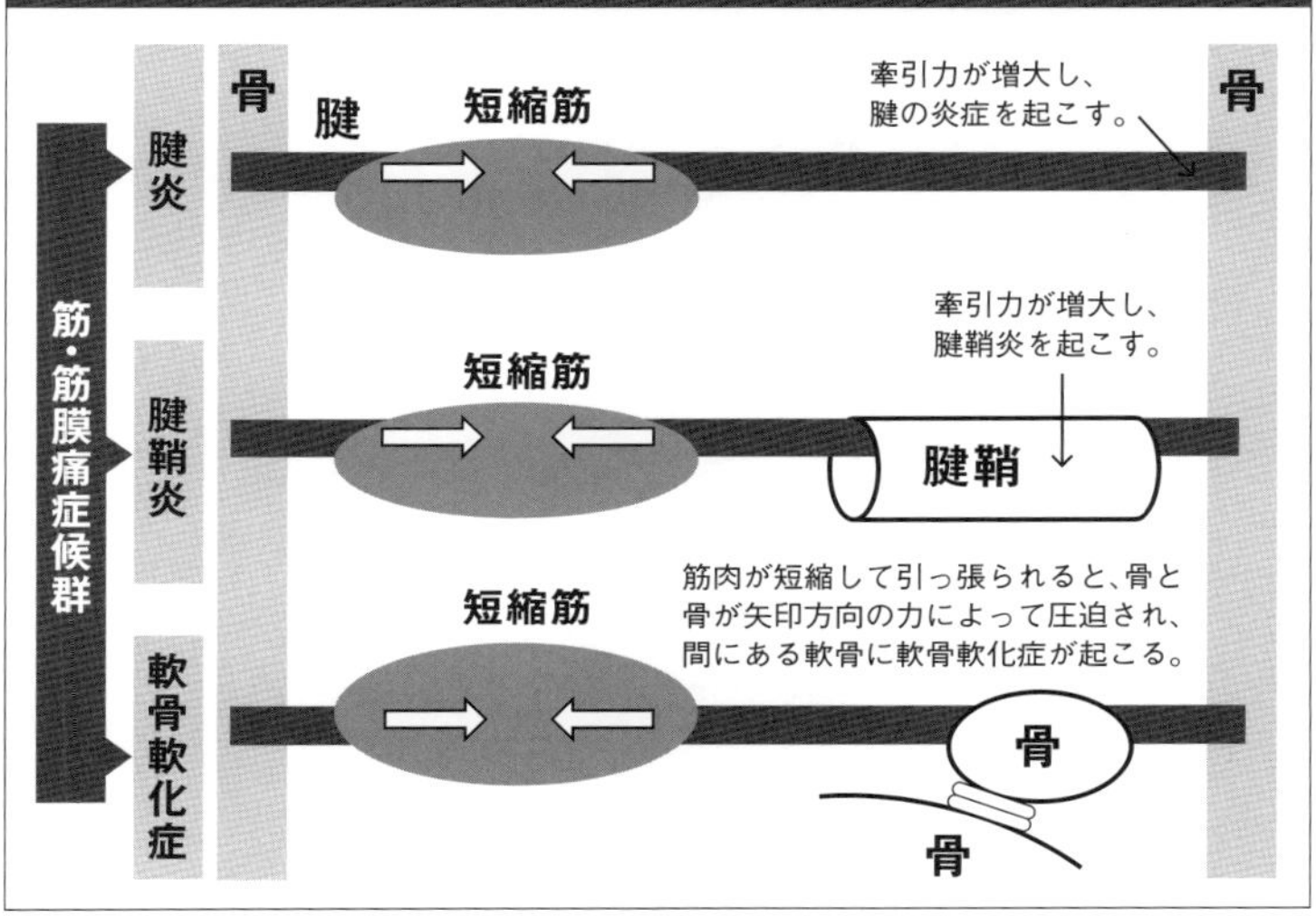
筋・筋膜痛症候群
腱炎
腱鞘炎
軟骨軟化症
骨
腱
短縮筋
牽引力が増大し、
腱の炎症を起こす。
骨
短縮筋
牽引力が増大し、
腱鞘炎を起こす。
腱鞘
短縮筋
筋肉が短縮して引っ張られると、骨と
骨が矢印方向の力によって圧迫され、
間にある軟骨に軟骨軟化症が起こる。
骨
骨

本質です。筋・筋膜痛症候群は、筋・筋膜性疼痛《とうつう》症候群とも呼ばれていて、全身性の線維筋痛症とは区別されています。

この病気は、さらなる病気を併発することがあります。図33は、短縮した筋肉が腱炎《けんえん》、腱鞘炎《けんしょうえん》、軟骨軟化症を引き起こすメカニズムを説明した図です。筋肉の本体が縮むことにより、筋肉の両端の腱は強く中心に向かって引っ張られ、やがて腱に炎症が起きます。アキレス腱が切れる直前には、このような過程でアキレス腱炎が起きています。この現象が指や足の先端に起こると、腱鞘炎となります。また、筋肉が縮むことによって、軟骨と

軟骨が強く圧迫されること（異常な関節圧迫）によって軟骨軟化症が起こります。

20世紀初頭、当時研究員だったイギリスのケルグレン（Kellgren）医師は、筋肉内に高張食塩水を注射すると、注射部位よりも広い範囲に痛みが現れ、しかもその現れ方に一定のパターンがあることを発見しました。いくつかの筋肉に痛覚過敏点があり、広範囲に頑固な痛みを持つ患者がいることに気がつきました。

そこで患者の筋肉の痛覚過敏点に局所麻酔薬を注射すると、広い範囲に感じていた痛みがなくなったのです。

ケルグレン医師は、6カ月間、首の左側の痛みを訴えていた41歳の建設作業員について報告しています。彼の首の痛みは、慣れない頭上の仕事をするようになってから次第に現れました。肩の先端から後頭部にかけて首全体に持続的に感じる疼《うず》くような痛みでした。左腕を使うと痛みは悪化し、首にこりがあり、頭を動かそうとすると痛みが突然激化しました。

2週間前から痛みは徐々に悪化し、夜間は眠れませんでした。患者の全身状態に異常はありませんでしたが、首は右に曲がり、首の運動に制限が出ていました。医師が触診をすると、首の付け根の背筋と肩甲骨の内側に押すと痛む圧痛点がありました。

その圧痛点に局所麻酔薬を注射すると、痛みは消失して首を動かせるようになりました。注射後2日間は多少の痛みがありましたが、1週間経つと痛みは完全に消失しました。

これは今日、筋・筋膜痛症候群と呼ばれている疾患の典型的な症例であり、この注射療法はトリガーポイント注射と呼ばれています。もちろん、この注射は医師にしか許されていません。前の症例を含む筋・筋膜痛症候群は、炎症性の痛みではなく阻血《そけつ》（血液循環障害）性の痛みです。変形性股関節症の場合は、筋・筋膜痛症候群による痛みに炎症性の痛みが加わっているので、慣れない使い方をしたことによってすべての股関節痛が起きているわけではありません。

前述したように炎症性の痛みの治療法には別の方法がありますが、阻血性の痛みである筋・筋膜痛症候群に対しては、前記の局所麻酔薬注射のほかに、筋肉を押して筋線維の直接ストレッチをしたり、筋肉を引っ張って筋線維の間接ストレッチをしたりすることも有効だと言われています。

以上のように、変形性股関節症による痛みには大きく分けて炎症性と阻血性の2種類の原因があり、それぞれの原因に対する治療法が存在します。その治療法の中には医師にしかできない治療法も多いですが、「この病気の治療法は手術しかない」という説明は間違っていることになります。「進行性だから……」と治療前から諦める前に、炎症性の痛みを抑えるためのステロイド剤の処方や注射、および筋・筋膜痛症候群による阻血性の痛みを抑えるためのトリガーポイント注射などの治療法を駆使し、必死に患者の股関節痛の改善を図るべきだと私は思います。股関節関節包内の傷つき方が重症な場合には、実際にこれらの治療法を行っても股関節痛を簡単には改善できない方がいることは事実ですが、改善した方がいるのも事実です。それでも股関節痛が改善しないときに初めて、手術の検討をするべきだと考えます。手術はあくまでも最終手段であるべきです。

皆さんには、これらの医師による治療法のほかに、筋肉を押したり引っ張ったりというストレッチ療法も選択肢として用意されていることを忘れないでいただきたいと思います。そして、ストレッチ療法は、自分の工夫次第で自宅でできるということも忘れないでください。

繰り返しになりますが、筋力低下は股関節痛の原因ではありません。股関節痛＝筋力低下と考えると、筋力トレーニングをしなければ、となりがちですが、炎症のあるときや筋肉に筋・筋膜痛症候群という病気があるときに、筋トレを行うことは、基本的に誤りであることをおわかりいただけたことと思います。

手術で得るものと失うもの

さまざまな治療法を行ったうえで、手術を受けることを決められた場合、いつ受けるのがいいのでしょうか。

「手術は早ければ早いほうがいい」ということを耳にしたことがある方も多いのではないかと思います。

早めに手術をしてその後の経過が良くなる方がいることは事実です。一方、早く手術をすることで失うものがある方がいるのも事実です。つまり、早い時期に手術をすることで得るものと失うものがあるということです。

ここで、手術を受けることで得るものと失うものをまとめてみますので、手術をお考えの方は自分の状態と照らし合わせて参考にしてみてください。すでに手術を受けられた方は、未来を見つめていまの股関節を長持ちさせることだけ考えましょう！

◎人工股関節手術で関節可動域が狭まる可能性

あなたはしゃがむことができますか？　また、普段の生活で深くしゃがむ必要がありますか？

しゃがむという動作は、股関節の曲がり（屈曲）の角度を大きく必要とします。人工股関節にすると、多くの病院では深くしゃがむことを禁止されます。それは、深くしゃがむことで脱臼を起こしやすくなる手術法が日本では主流だからです。

私が診ている患者の一人に、もともと深くしゃがむことができ、仕事で深くしゃがむ必要がある方がいました。一時的に股関節痛がひどくなり人工股関節手術を検討した時期がありました。その方が手術を受けようとしていた病院は、深くしゃがむと脱臼を起こす可能性がある手術法を採用していましたので、珍しく私は手術に反対しました。そして、もしも手術をするなら、深くしゃがんでも脱臼しない手術法を採用している病院を選択するように助言しました。

これは最近の手術法で、まだ採用する病院が多くありません。多くの病院は脱臼する可能性のある手術法をわざと選択しているというのではなく、今まで伝統的に行われてきた手術法がそうなのです。

結局その方の股関節痛は、生活上で一時的に多く動く必要があったことによる筋肉の疲労が原因だったのでその後、股関節痛も改善し、手術することなく現在も温存中です。

写真11の方の股関節屈曲角度は120度ありますが、この方はいま人工股関節手術を検討中です。現在、筋肉に対する深圧では股関節痛を完全にコントロールできていません。股関節の関節可動域は大きいものの、股関節内の炎症がピークに向かっている段階であると考えています。

写真11

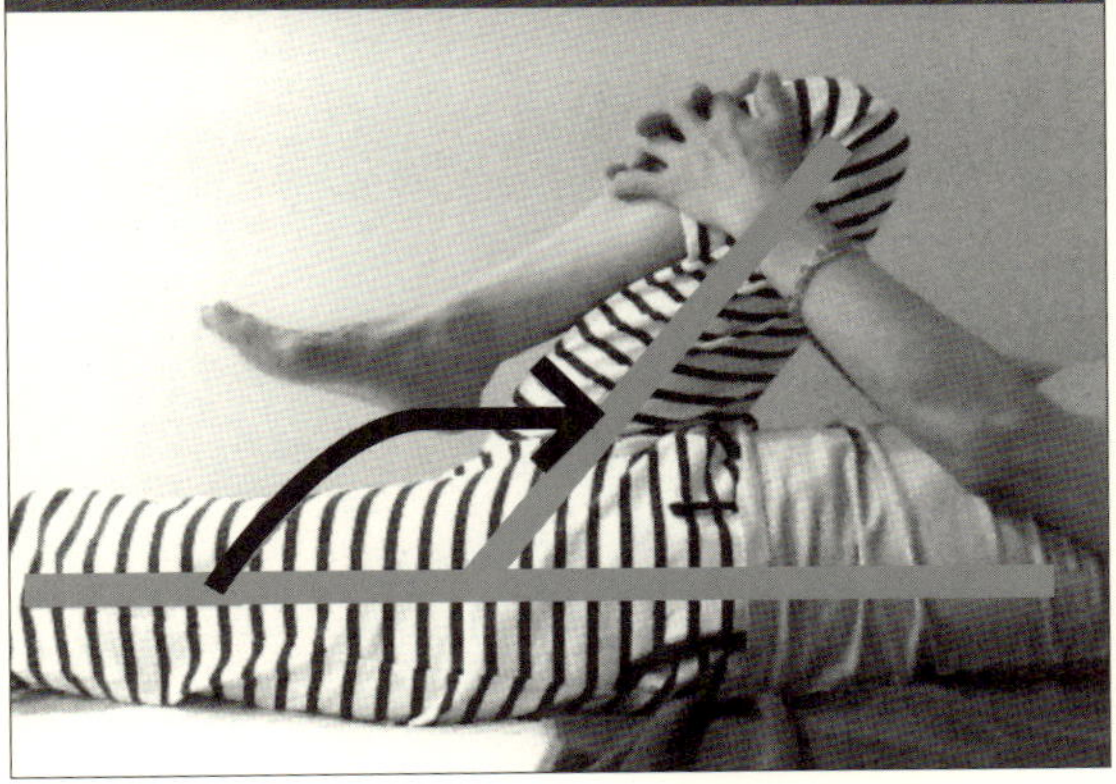

この方が受診されている病院も、深くしゃがむと脱臼を起こす可能性がある手術法を行っているため、深くしゃがんでも問題のない手術法を採用している病院を紹介しています が、現在の病院に対する信頼度が高く、病院を移ることは考えていらっしゃいません。ですので、もしも手術を受けるのであれば、手術をしても深くしゃがめるかどうかを医師に確認するよう助言している段階です。

写真12

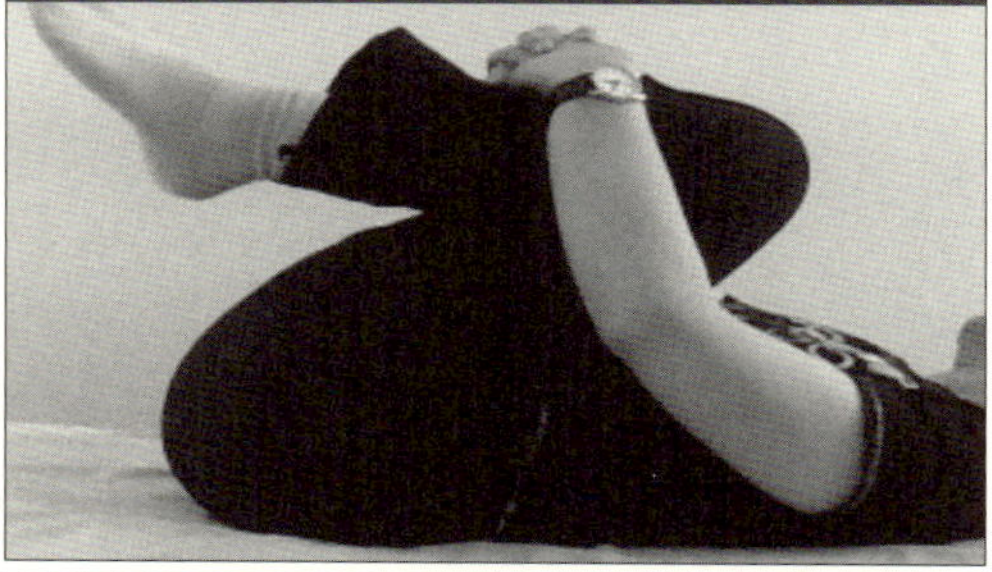

写真13

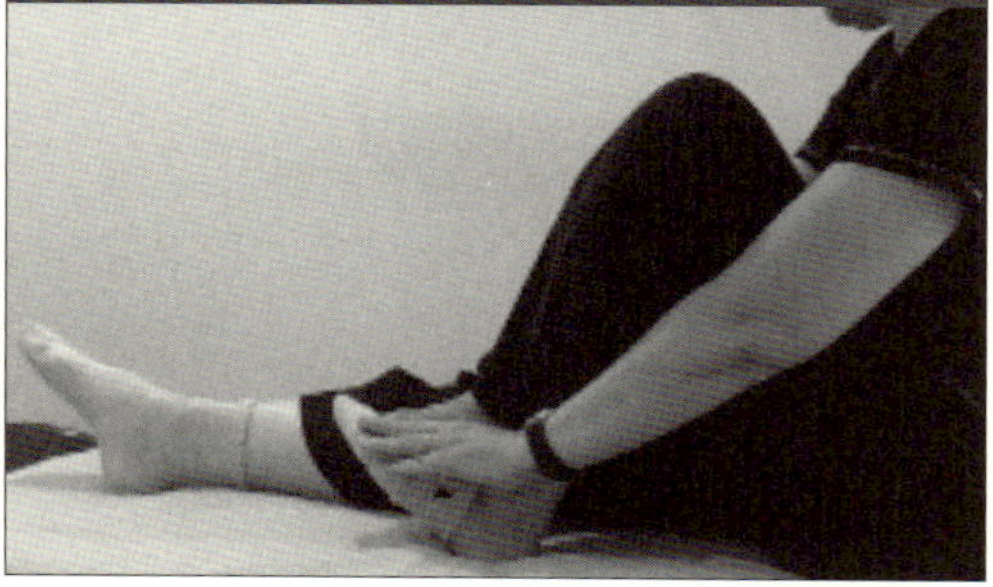

写真12・13の方は、骨の状態は両側ともに末期で、できれば手術をしたくないということで当院に通院されていました。しかし、筋肉では股関節痛のコントロールができず、股関節内の強い炎症が考えられました。その後、両側の人

工股関節手術を受けられました。手術後は何をしてもいいと言われる最新の手術を受けています。決して早い時期の手術ではありませんでしたし、手術前にはまったく膝を抱えることはできませんでしたが、今では膝を抱えることができ、写真のような体勢でも靴下をはくことも可能となりました。

もしもこの写真の方が一般的に行われている人工関節の手術をしたとすると、股関節を90度以上曲げないように指導されるでしょう。その結果、この方の場合、日常生活において120度−90度＝30度の角度を失うことになります。そして、深くしゃがむことなどの一部の動作を失い、脱臼に対する不安を得ることになるのです。

皆さんが考えるべきことは、手術の前の股関節可動域を知ることです。屈曲が90度以下の場合は、どの病院で手術を受けても支障はないと思います。しかし、股関節がよく曲がる方の場合、病院の選択が必要になるかもしれません。股関節の屈曲角度の良さを知る一つの目安としては、脚の爪切りが楽にできるかどうかがあります。当てはまる方は、人工股関節手術によって股関節の曲がる角度を30度程度失うことがあるということになります。深くしゃがめる人で、手術後も深くしゃがむ必要がある方（例えば、和式トイレを普通に使いたい、仕事上どうしても深くしゃがまないといけないなど）は、担当の先生の目を見てこう聞いてみると良いでしょう。

「先生、手術の後、深くしゃがんでも大丈夫ですか？」

そのとき、担当の医師が自信を持って「大丈夫です！」と即答すれば大丈夫です。

先にも書きましたが、希望する患者さんに私が紹介している唯一の病院、玉川病院は、人工股関節の手術後に「何をしても大丈夫」と説明しています。このような手術を行っている病院はまだまだ少ないのですが、ここ10年くらいで進歩してきた手術法です。

今までの話は、人工関節手術に関する話です。人工関節の場合は、膝でも股関節でも関節可動域に制限が出る可能性があるものだと考えてください。もちろん、自分の骨で手術する場合はこのようなことはほとんどありません。

●手術で軟部組織が急に伸ばされる

股関節の周りには、レントゲン写真に写らない多くの軟部組織があります。神経、靭帯、筋肉、筋膜、関節包などです。そして、神経自体はもちろん、他の軟部組織にも痛みを感じる神経が存在します。ですから、股関節痛について考えるなら、本来はこの軟部組織が注目されるべきです。股関節に炎症が起きてその炎症に対処していないと、炎症が徐々に強まりその炎症が骨や軟骨の変形を起こします。大腿骨頭が変形してくると、大腿骨自体の長さが短くなります。その短縮は、人工股関節の手術を受けるときに急激にもとの長さに戻されます。

ここで一番のリスクは、神経が伸ばされることによる神経麻痺です。そして手術前に硬く縮んでいた筋肉や筋膜も手術と同時に急激に伸ばされることになります。また、長期間変形が続いた状態で人工股関節手術を受けた場合、靭帯の硬化も手術後に股関節の関節可動域が改善するのを阻害する因子になる可能性があります。このように考えると、人工股関節手術を受ける場合は、できるだけ早いほうが、術後の改善が良くなる可能性が高いということになります。

●医学の進歩を待つか否か

約10年前から目覚ましく人工股関節手術法が進歩しました。それに伴い、手術数も10年前の約2倍に増えています。

私の患者で、10年前から診ている方がいます。両側変形性股関節症で、骨主体診療での病期は両側ともに末期。手術を勧められましたが、年齢が45歳だったため、手術を避けていました。しかし、経過が長く、炎症主体診療の考え方ではすでに炎症は落ち着いて、炎症後期の安定期で、しばらくは股関節痛は落ち着いていました。

しかし、お孫さんが生まれた3年前頃から急に右股関節が伸びなくなり、生活に支障が出てきたので、２０１２年、人工股関節手術を受けることを決断したと相談を受けました。家族環境も考慮して、短期間の入院で、手術後に深くしゃがむこともできる手術を両側同時にしてくれる病院を紹介しました。

最初にこの方が手術を勧められた頃はまだ私も知らない実績の少ない病院でしたが、10年の間に評判が高まり、手術前の検査方法も納得がいくと思われる病院でした。手術後3週間入院の予定でしたが、家庭の事情で2週間での退院となりました。

最初に勧められたときに手術をしていたらどうだったかを比較することはできませんが、この10年間に手術法が大きく進歩した病院で手術ができて、その後も深圧による定期的な筋肉ほぐしも行えていますので、人工股関節の耐久年数を考えてもおそらく再置換手術の必要性はないものと考えています。

手術を遅らせることには、医学的にはこのようなメリットもあるのは事実です。しかし、再置換手術を前提に40歳代で手術を受けていれば、QOLが高く生活範囲が広い10年を過ごせたかもしれません。早めに手術を受けるかどうかは、その方の人生に対する考え方によって本人が決めることで、決して病院側が決めることではありません。骨や軟骨の状態の他に、その方の社会的な環境や家族の環境など詳細な情報を得たうえで手術の同意を求めるならまだしも、最初の診察でレントゲンだけ見て「手術しかないね」と言うのは、あまりにもひどいと感じます。

●何歳でどのような手術を受けるか

かつて病院では、60～65歳までは手術をしないで我慢して、その年齢に達したら手術を考えましょうと言われたものです。それは、人工股関節には耐久年数があるからです。しかし近年、長期耐久性を謳う人工関節も多くなってきました（本当の結果は40～50年経たないとはっきりしませんが）。その結果、年齢が若くても早いうちに人工関節手術を受ける方が増えているように思います。

自骨手術に関しては、私が大学病院に勤務していた頃は、手術は40歳が限度という風潮でした。そして、「一度手術をすれば一生手術をしなくても大丈夫」と言われていました。しかし、最近では比較的高齢の方にも自骨の手術が行われることがあります。この場合、人工股関節までのつなぎとしての自骨手術という意味合いが大きいようで、大変な手術をしても10年が限界でその後、人工股関節手術を受けることが前提になっている場合も多いようです。

私は、自骨手術の場合も手術後の筋肉ほぐしを定期的に行えば、再手術を避けられると考え実行しています。年齢の判断は非常に難しいですが、担当医師に納得がいくまで質問して、皆さんにとって適切な手術時期を選んだほうが良いと思います。ちなみに私が診ている患者で最もご高齢で臼蓋回転骨切り術を受けた方は、64歳の女性です。現在68歳になりますが、骨の経過は良好です。

第2の炎症をうまく乗り越えましょう

手術をする目的は、形を正常に近づけて、結果的に関節包内の炎症を抑えることです。特に、人工股関節手術では股関節痛の元凶である関節包を取り除きますので、股関節痛を感じない股関節になります。これで終わりなら問題はありませんが、その手術自体によって股関節周囲の軟部組織に炎症が起きてしまうことを忘れてはなりません。

手術前の股関節の関節包内に起こっていた炎症と区別して、私は、**手術自体による炎症を第2の炎症と呼んでいます。**手術後は、**第2の炎症を上手に乗り越えることが重要**となります。第2の炎症は続いても5～6週間です。傷口がくっつくということだけでなく、傷口周辺の炎症もなくなるのにそれだけかかるのです。

第2の炎症とうまく付き合えれば、炎症はそれ以上続くものではありません。ですから、前にも書きましたが手術後5～6週間は無理をしないこと、筋トレを頑張らないことが重要です。

手術後には筋力が低下するのではないかという不安が焦りを招き、ついつい頑張ってしまうことがあります。そうすると、手術によって切られた深部の軟部組織の炎症は長引くでしょうし、内出血を起こす可能性があります。いくら医学が進歩しても、手術による深部の切り傷の治る過程は変わらないのです。

ほとんどの患者の場合、手術前に股関節痛があり、筋肉は硬く縮んでいます。手術は筋肉を治す目的では行われませんから、手術前の筋肉の硬さに第2の炎症による硬さが加わることがあります。すると、手術をしたにもかかわらず、手術後の痛みに悩むことになります。手術後は第2の炎症とうまく付き合い、その炎症が治まるであろう5～6週間が過ぎたら、一旦筋肉を柔らかくほぐしたうえで徐々に活動量を増やしてください。手術後の第2の炎症と筋肉のダメージを解決できれば、長時間歩くことができて生活範囲が広がり、結構無理がきくようになります。

第5章

股関節を長持ちさせる深圧療法

深層筋までほぐせる深圧療法とは

現在、松本深圧院に通われている患者は次のような方々です。

1．股関節の手術は絶対しないと考えている方。
2．手術はしたくないが、いずれしなければいけないと考えている方。
3．これから手術をするので、その前に筋肉を正常化させたいと考えている方。
4．手術後の経過が思わしくない方。
5．自骨で手術したが、自骨での股関節を長持ちさせたい方。
6．人工関節の手術をしたが、人工股関節を長持ちさせ再置換を避けたい方。
7．人工関節の再置換をしているが、３度目の再置換を避けたい方。
8．変形性股関節症以外の病気により股関節症状が出ている方。
9．股関節以外の症状でお悩みの方。

http://www.shin-atsu.comより

私は、皆さんの股関節内の炎症をできる限り軽症にして期間も短くする手段として、また、筋肉内の血液循環障害を改善する手段として、筋肉をしっかりほぐす深圧というオリジナル療法を行っています。

股関節は人体でも深い場所に存在する関節のひとつです。深部にある股関節の炎症の影響をまず一番に受けるのは、最も深部にある筋肉です。深圧療法は、その最も深部にある筋肉までもほぐせる方法です。

例えば、お尻の膨らみを作る大きな筋肉を大殿筋《だいでんきん》といいます。この筋肉は最も表面にありますので、ほぐすことは簡単でしょう。その大殿筋よりもやや深い部分にあるのが中殿筋で、大殿筋に比べるとしっかりほぐすのが難しくなってきます。中殿筋よりもやや深い場所には、最も深部に存在する深層筋のひとつである小殿筋が存在します。この小殿筋よりもやや深い場所に股関節がありますが、深圧では表層の大殿筋、中層の中殿筋はもちろんのこと、股関節に最も近い深層にある小殿筋もしっかりほぐすことができます。

お尻（殿部）の横を深圧する場合、横向きに寝た状態で、患者の殿部に肘《ひじ》を置き、徐々に体重をかけます。弱い圧のときは大殿筋がほぐせます。さらに肘に体重をかけると、大

図34　深圧でほぐせる殿部の筋肉

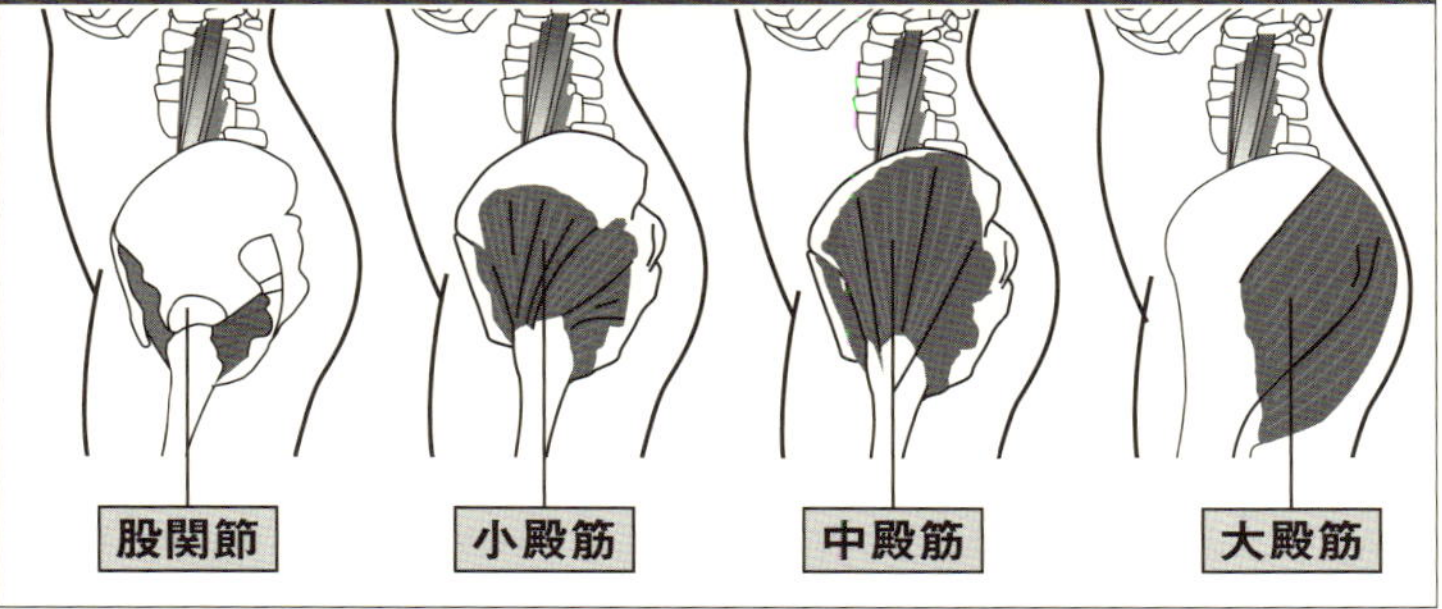

殿筋の深部にある中殿筋をほぐせます。中殿筋よりも深層にある小殿筋に股関節痛のひとつの症状である阻血性の痛みが出ている場合、肘にさらに強い圧をかけて小殿筋をほぐします。特に小殿筋の一部は関節包に連続するため関節包の影響を受けやすく、骨盤内の血流とも関連があるといわれているので、最も深部にある小殿筋をほぐすことが重要です。この強い圧に耐える患者さんも大変ですが、私も肘にかかる強い圧を肩でしっかりと受け止めなくてはならないので結構大変な作業になります。肘への圧力を十分受け止められる肩の筋力がないと、自分の肩関節を痛めてしまうのです。

私は、この深圧を1997年から続けてきました。指や肘や肩を何回も痛めましたが、肩や肘の筋力がしっかりついて慣れてくると、まったく苦になることなく長時間の深

図35　股関節痛に効く直接ストレッチ法

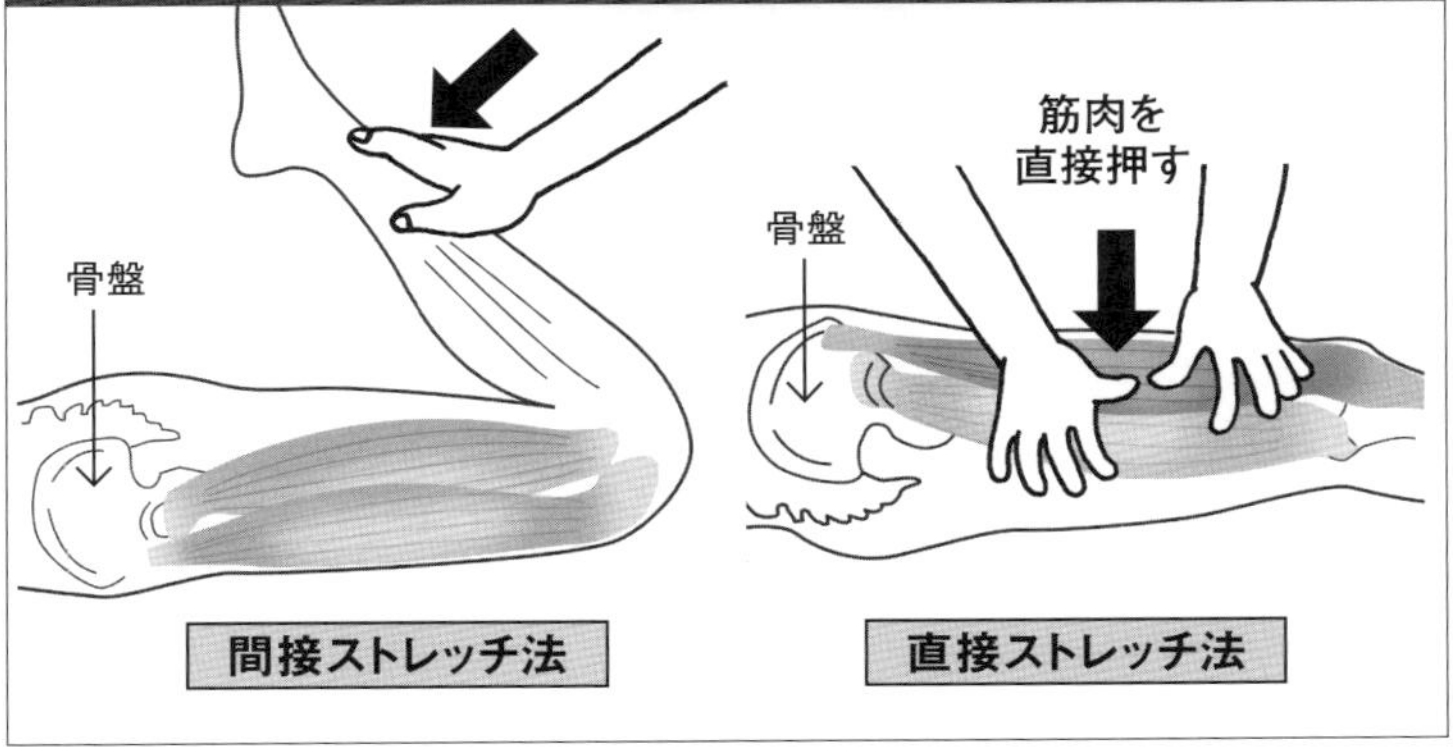

圧が可能になりました。このように深圧を行うのはかなりの重労働ですが、股関節痛が徐々に改善していく患者さんの笑顔を見ると、いままでの苦労なんか吹っ飛んでしまい、もう病みつきになります。

さて、深圧はストレッチ療法の一種です。縮んでこり固まって硬くなった筋線維を親指や肘で直接ほぐすので、直接ストレッチ法に分類されます。

筋線維は、炎症の影響を受けて反射的に縮んだり、ケガや手術の後遺症で縮んだりします。この縮んでいる期間が長く続くと、筋・筋膜痛症候群という筋肉の病気になります。病気のレベルですから、温泉に入って温めてもすぐに冷めてしまいますし、いつも足が冷たく、むくみもひどくなりがちです。それほど、筋肉の一部の血液循環が悪くなるのです。

この硬くなってしまった筋肉のしこり（筋硬結《きんこうけつ》）には、やがて〝重く感じる〟もととなる疲労物質の乳酸や、〝痛みを感じる〟もととなる発痛物質がたまります。血液循環が良い状態なら、これらの物質は血液によって流されるのですが、阻血性の状態では硬結部にどんどん蓄積されます。股関節周囲の筋肉内にたまった発痛物質は、「股関節の痛み」に似た痛みを出します。

もし、同じ状況が肩に起きると「肩こり」とか「首の痛み」と言われ、腰に起きると「腰痛」と言われるでしょう。ところが、股関節周囲の筋肉に起きると「股関節痛」、膝関節の周囲に起きると「膝関節痛」と呼ばれるようになります。いつのまにか、関節周囲の筋肉内の痛みは「関節痛」と解釈されてしまうのです。これも骨主体療法の大きな問題点です。

触診で痛みを感じる場所を確認し、触診で股関節内の炎症の有無を確認すれば、「関節痛」ではない可能性も考えられるようになるのですが、その触診が行われないで、股関節痛の原因はほとんどすべてレントゲン写真の中に求められてしまうのです！

私は、初診のとき、まずは患者さんに痛む部位を聞き、指差してもらいます。「腰が痛い」と言う患者さんがお尻を指差すこともよくあります。

お尻を指差す場合は、股関節周囲の痛みと判断して、股関節周囲の筋肉を治療と並行して触診します。そうすると、異常に強い圧痛点がいくつか見つかりますので、股関節周囲に痛みを出している原因の筋肉を特定していきます。その原因筋があるひとつの筋肉と判別できれば、後はその筋肉をしっかりと深圧して痛みの経過を観察します。

深圧の効果を試す方法はいくつかあります。いつも痛みが出る動作を再現してもらったり、歩いてもらったりして深圧後の痛みがどのように変化したかを診るのです。即効性があるときには、股関節痛の原因が股関節周囲の筋肉痛であった可能性があると判断します。そして、その効果が長期にわたって持続するようなら、痛みの原因は筋肉内にあったと断定できます。

しかし、まだ股関節内の炎症が強い段階だと、炎症の強さに比例して深圧の効果の持続時間は短くなります。効果の持続時間を観察しながら診ていくことで、患者さんの股関節周囲の痛みの原因が筋肉内にあるのか、もしくは股関節内の炎症がどの程度あるのかをほぼ判断できるのです。私は深圧を行うことで、深層までの筋肉をほぐして痛みを取り去るだけでなく、経過を観察することで、患者さんの股関節周囲の痛みの真の原因をひとつに絞り込もうとしているのです。

股関節痛の原因は、大きく分けると股関節内の炎症か、筋肉の痛みです。私は、深圧で筋肉痛を取り去ろうとすることで、股関節痛の真の原因を探求しています。一方、股関節内の炎症を取り去ろうとすることで、股関節の真の原因を探求する方法もありますが、これは医師にしかできません。いずれにしても骨主体診療の考え方ではなく、炎症主体診療の考え方に基づかないと真の原因にたどりつくことはできないのです。

深圧は炎症のどの段階でも対応できる

股関節痛の経過を示す炎症の山のグラフを眺めたとき、私は病院に勤務していた頃のことを思い浮かべます。そのときに診ていたのは主に手術後の方ばかりで、炎症の山で言うとピークを迎えた非常に狭い範囲の患者でした。しかし病院を離れた現在、いままさに炎症が始まったばかりの方から、炎症のピークを越えて炎症の終期を迎えつつある方や、すでに炎症が終わっている方まで非常に幅の広い患者さんと接していることに気がつきます。

図36　炎症に対する深圧の効果

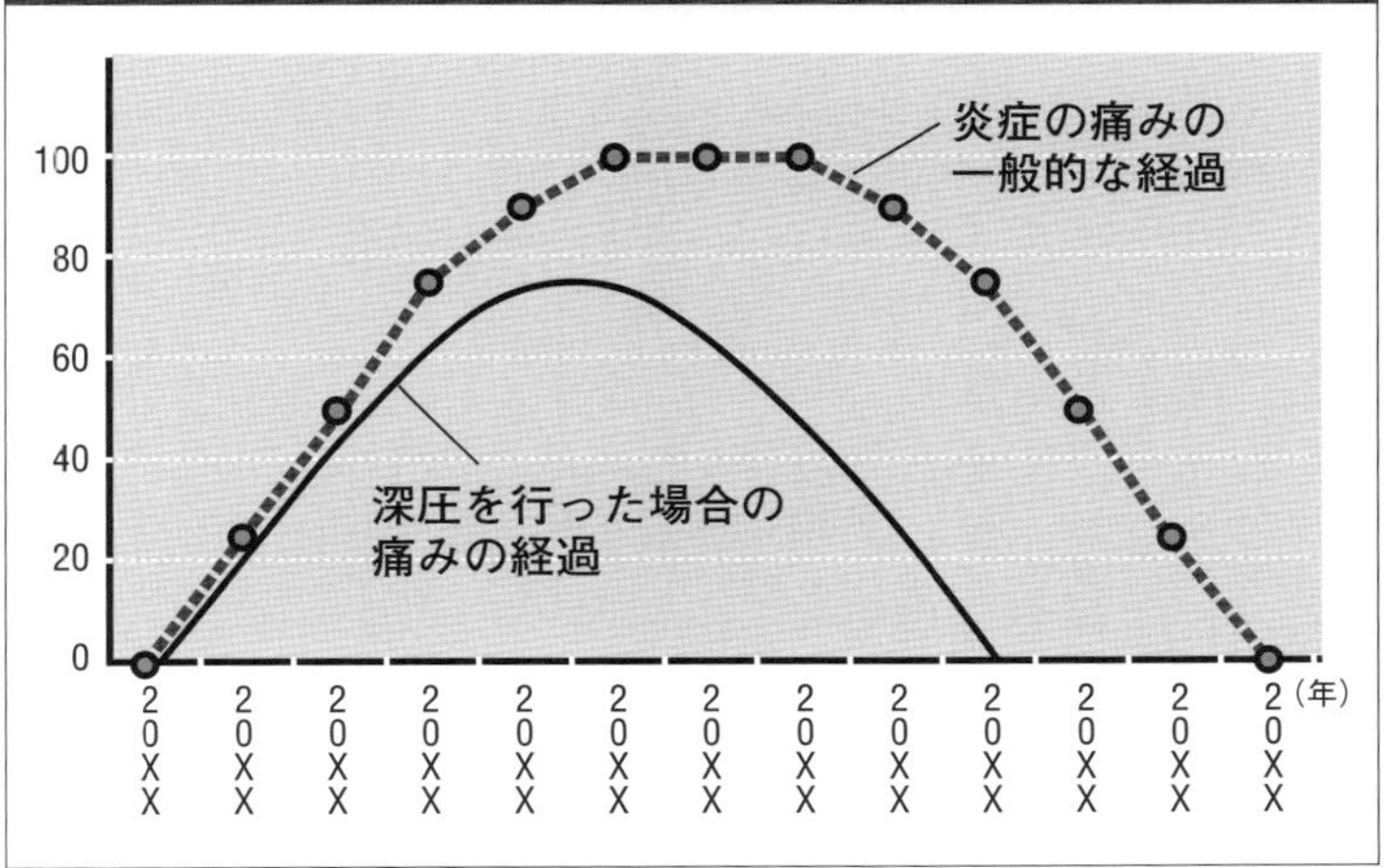

これは、病院に勤務しているときには気づきもしなかったことのひとつです。

現在、炎症の初期から終期までの患者さん、またすでに炎症が終わっているにもかかわらず炎症の後遺症としての筋肉痛に悩む患者さんを前にして、深圧はすべての方に役立っていると感じています。

炎症前期～炎症のピークを迎える炎症最大期における深圧の目的は、筋肉性の股関節痛を和らげながら、関節可動域の維持改善、炎症の軽減化を行うことです。図36に示したように、深圧を行うことによって炎症のピークを低く抑え、炎症の期間を短くできると考えています。そして、炎症が治まってくる炎症後期には、炎症性の痛みは自然治癒力で改善しますので、残った筋肉性の痛みを取り去り、股関節痛ゼロを目指すとともに炎症後期に徐々に増えてくる活動量による筋肉疲労を取り去ることを目的としています。そして、すでに炎症がなくなっているものの後遺症としての筋肉痛に悩む患者さんに対しては、筋肉性の股関節痛を完全に取り去ることを目的としています。

股関節痛に対する手術以外の治療法としては、他にも優れた治療法はあると思いますが、深圧は筋肉に直接アプローチできるので、安全かつ幅広い患者層に対応できる療法だと自負しています。もちろん、手術前後の方々へも深圧で対応しています。

股関節を長持ちさせる具体的方法

未手術の方にとっても、各種手術を受けた方にとっても、股関節を長持ちさせることは、皆さんの究極の目標になります。炎症主体診療そして深圧の考え方に基づいて皆さんの状態に合わせた具体的な方法を書きますので、参考にしてください。

未手術の方

まずは、本書の症例の方々のように、現在の自分が炎症の山のどの位置にいるのかを考えてみてください。簡単にはわからないと思いますが、255ページの記入シートを使って、グラフを書いてみましょう。

過去10年間で一番痛かったと思われる年を100として、その年と比較して各年の痛みを振り返って点数をつけ、皆さんの股関節痛の歴史をグラフ化してみてください。現在最も痛みが強い方は、今年が100となります（未手術の方だけでなく、軟部組織手術、自骨手術、人工関節手術後の方も一度トライしてみてください）。まだ自分の位置がわかりにくい段階の方は、炎症のピークを迎えていないと考えられます。

炎症のピークを過ぎると、「最近、痛みが楽になってきた」「最近動けるようになってきた」といった実感があるものです。このような実感があったときや、ふと過去を振り返って股関節痛の経過を思い出してみたときに、炎症のピークを過ぎているのがわかると思います。もしも、まだ炎症のピークを越えておらず、そして手術することを考えていないのであれば、炎症の山の向こうには炎症後期が待っていて必ず楽になっていくことを強く信じて、炎症のピークを乗り越えてください。

何度も申し上げていますが、**この時期に必要なことは、筋トレではなく、痛む部位の筋肉を徹底的にほぐすことです。この時期は筋力が低下してもいい時期なのです。**具体的なほぐし方は、前著および本書222ページからご紹介しています。

すでに炎症のピークを過ぎている方は、徐々に活動量が増えてきているのを実感できていると思います。この時期に重要なのは、悪いほう（患側）の足に意識してしっかりと体重をかけることです。そうすれば、細かった患側にも筋力がついてきて徐々に太くなってきます。この頃には、もっと積極的にノルディックポールを使ってのウォーキングを行ってもいいでしょうし、歩き方を意識してきれいに歩くことを追究してもいいでしょう。炎症後期には、比較的無理がきくようになりますし、股関節痛が出てもすぐに痛みが取れるようになってきます。そして、順調に回復が進んで炎症がなくなったときに、無理をしても痛みが出なくなる状態に驚くことでしょう。

このように、炎症後期には活動量が増えてきますので、疲労を溜めないように筋肉をほぐしながらどんどん活動量を増やしてください。この時期に変形はあってもいいのです。

股関節内に炎症さえなければ、活動量はどんどん増えるのです。

軟部組織手術の方

関節周囲の軟部組織を痛めている方の多くは、主に関節唇損傷が原因によるものです。関節唇損傷の場合、筋肉性の痛みと区別しなければなりませんが、レントゲン写真だけで判断できず、ＭＲＩ検査でその証拠画像が得られていると思います。急に股関節が伸びなくなって、しつこい痛みに苦しめられると、その根本治療として関節唇をきれいに整える関節内視鏡手術を受けることになります。この手術は股関節内環境を改善できる可能性を秘めており今後の発展に期待していますが、現段階でも、次のように考えると股関節を長持ちさせることができるでしょう。

●術前

炎症や痛みで硬くなっている股関節周りの軟部組織（特に筋肉）を柔らかくしておくと、術後の経過が良くなるでしょう。

●術後

手術による第2の炎症を考慮して術後6週間はあまり無理しないようにしてください。病院でこの6週間の間にあまりにもハードで痛みを伴う筋トレを指導されるようでしたら、それは拒否してもいいと考えます。**せっかく関節唇をきれいに修復したわけですので、術後6週間は、その手術による傷がきれいに治ることを最優先させてください。**深部の手術傷が治癒したら、あとは手術でダメージを受けている筋肉を一旦ほぐしてから徐々に活動量を増やしていけばいいのです。

自骨手術の方

自骨手術は、自分の骨を切ったり動かしたりする一種の骨移植です。一番気にかけなくてはならないのは、**切って移動させた骨がしっかりくっついて血管が入り込み、しっかりと栄養が行きわたるようになるかどうか**です。血が通わなければ、移動させた骨が壊死してしまいます。骨がしっかりくっつくには2~3カ月を必要とします。その間の筋力のことはどうでもいいのです。急いで体重をかけ過ぎたり、急いで転倒したりするのは非常に危険です。この間は筋力が落ちることは気にしないで、骨がしっかりくっつくことを最優先させてください。この2～3カ月の過ごし方がその後の経過のすべてを握っていると考えて間違いありません。股関節を長持ちさせる術前術後の過ごし方は以下の通りです。

●術前

手術後の経過を良くするために、痛みで硬くなった筋肉をほぐしておきましょう。術前の筋トレは筋肉をさらに硬くしてしまう可能性があります。

●術後

切ったり動かしたりした骨がしっかりくっつき、その骨に血管が行きわたることを最優先します。期間は2～3カ月。この間は筋力の低下を恐れない、そして焦らないことが重要です。骨がしっかりくっつく頃には、股関節の深部の手術創の第2の炎症もなくなっているでしょうから、その後、手術によるダメージで硬くなった筋肉を一旦柔らかくしてから徐々に活動量を増やしていきましょう。

手術で股関節は正常な形に近づき、手術による軟部組織のダメージも回復した――そうなれば、あとは**痛みや違和感のあるときに筋肉をほぐすようにしながらどんどん活動量を増やしていきましょう**。そのとき、**左右の足に均等に体重をかけることが重要**になります。手術をしたほうの足にしっかり体重がかけられていれば、しばらくすると手術側の足に筋肉がついていることに気がつくでしょう。

人工股関節手術の方

人工股関節手術の場合、自骨手術のように長期間の注意は必要ありませんが、第2の炎症が起こる5〜6週間の過ごし方が、その後の経過を左右すると言っても過言ではありません。人工股関節手術前後の対応の仕方を説明しましょう。

●術前

手術前の強い股関節痛の原因は、股関節内の炎症による痛み（具体的には関節包の重度の損傷）と、その炎症の影響を強く受けて縮んで硬くなった筋肉の痛みです。したがって術前に必要な準備は、筋肉をより縮めてしまう筋トレではなく筋肉を緩めるストレッチです。

特に、**左右の足の長さの差（脚長差）が２㎝以上あり、短いほうの足を手術する場合には、筋肉を含めた軟部組織を十分に柔らかくしておかなければなりません**。足が短くなっている原因は、主に大腿骨頭の変形です。人工股関節では、その変形した大腿骨頭も取り替えて、もとの長さに戻します。結果的に左右の足の長さを揃えることになりますが、このときに短かった足の骨だけでなく筋肉、血管、神経も同時に引き伸ばされます。手術前には硬く縮んでいた軟部組織が、人工股関節手術によって引き伸ばされるわけですから、手術前に軟部組織を柔らかくして柔軟性をもたせておくことが重要です。この軟部組織に柔軟性をもたせることが、人工股関節手術前の準備になります。この準備ができていると、確実に術後の経過が良くなります。私は、手術前の患者も多く担当してきて、術後に病院のスタッフが私の患者の経過の良さに驚かれることを多く経験しています。

●術後

人工股関節の手術後には、手術による第2の炎症が起きます。股関節は深部に存在しますので、軟部組織を傷つけることは避けられません。その深部の傷が落ち着く5～6週間はあまり無理をしないようにして、手術後は深部の傷を治すことに専念するべきです。ところが、最近は手術後の入院期間が短くなり、片足のみの人工股関節手術後、退院まで1～2週間という病院も増えてきました。ということは、深部の傷が落ち着いて、さぁ、これから本格的にリハビリが始められるという時期にはすでに退院しているということになります。退院までの日数が少なくなり、リハビリの先生も大変なことでしょう。退院日までに人工股関節手術を受けた患者をしっかり歩けるようにしないとならないからです。

患者さんには、周りの患者が頑張っているという理由で頑張り過ぎる方が多いように思います。例えば、リハビリの時間が終わって病室に帰ってからの頑張りであり、週末のリハビリがない日の患者自身の判断での頑張りなどです。しかし、これらのリハビリ以外の頑張りを控えたほうが、後々の治りが良くなると思います。人工股関節手術後5～6週間はあまり頑張らずに、深部の傷を治すことを最優先させてください。この期間に筋力が低下するのは当然のことで、筋力が低下してもいいのです。股関節は簡単に固まったりしません。

この時期は焦らないことが非常に重要になります。術後6週間もすれば深部の傷も落ち着いて、足にしっかり体重がかけられるようになりますし、どんどん動けるようになります。その時から、十分筋力も可動域も取り返せるのです。**本来、人工股関節手術を受けられた方の次の目標は、人工股関節を長持ちさせること**です。手術後いかに早く社会復帰するかではありません。

ところが、深部の傷が治る頃に、股関節周りの筋肉や関節の動き、歩き方の状態を診てくれる施設が非常に少ないのが現状です。私は、深部の傷が完治しているであろう術後2〜3カ月の方であれば、ご予約を受けることにしています。まれに、退院後間もない方でもあまりにも調子が悪ければ、術後1カ月未満でもご予約を受けることもありますが、そのような場合は、股関節に近い部分はほぐさないようにしています。

人工股関節で深圧を受けて大丈夫かと心配する方もいますが、股関節は深部にあって深圧の圧力はそこまで届きませんし、特に骨を直接押すことはないのでまったく問題ありません。

すでに術後かなりの期間が経過していても、股関節周りに違和感や痛みのある方は多くいます。そのような方が病院に行っても、レントゲン写真だけで手術は成功しているので大丈夫だと判断されてしまいます。手術後の違和感や痛みは、骨主体診療を行う医師には理解されません。時には、人工関節手術後に痛みや違和感を訴えると、患者が医師に怒られることもあるくらいです。

そのような方は、**まずはレントゲン写真で手術が成功していることを喜び、安心してください**。そして、**その違和感や痛みは軟部組織、特に筋肉にあるのだと考えて、痛い部分の筋肉をほぐしてみてください**。違和感や痛みが結構なくなり楽になるものです。さらに、手術したほうの足にしっかり体重をかける訓練をしてどんどん外へ出かけるようにすると、筋力もついて関節の動きも良くなっていきます。人工股関節手術後はその股関節を長持ちさせることを目標に、ゆっくりと動きを増やしていくことが重要です。

手術を受けた方が股関節を長持ちさせるためには、手術後の活動量の激増への対策も必要です。手術前は股関節痛のために活動量が少なかったのが、手術によって股関節痛が改善されると急激に活動量が増えるからです。

人工股関節手術では、股関節痛のおおもとの原因となる股関節の関節包を取り除きますので、股関節自体には痛みを感じる神経がなくなります。手術前には股関節痛がひどくてほとんど動けなかったのが、手術後に股関節痛がなくなると、無理がきくようになるわけです。手術でもダメージを受け、また筋力が低下して細くなった足には急激な負担が加わることでしょう。人工股関節手術を受けた方々からよく聞く「手術直後は調子が良かったのに、5年くらい経った頃から違和感や痛みが出るようになりました」という言葉の裏には、手術後の活動量の激増による筋肉疲労が隠れているように感じます。

定期的に筋肉疲労を取り除き、筋肉内に疲労物質と発痛物質をためないことです。定期的に筋肉を柔らかくほぐせば、筋肉内の血流が改善して、その血流によって疲労物質や発痛物質が洗い流されるのです。

安全なストレッチと筋力トレーニング

前著を書き上げた後、読者から「この本には筋トレについての記載がないので参考にならない」とのご意見をいただきました。確かにその通りです。私の本は股関節の状態が良い方だけでなく、かなり股関節の状態が悪い方も読んでくださっています。私は、股関節の状態が悪い方に基準を合わせていますので、本書でもやはり危険性のある筋トレ法については書きません。申し訳ございません。

しかし、私は筋力を鍛えることにすべて反対しているわけではありません。読者の方々の股関節が正常な形をしていて、股関節内に炎症がなく、筋肉が正常であるならば、私も筋トレについて多くのページを割くでしょう。しかし、骨主体診療の考え方に立ったとしても、変形のある関節を動かしてトレーニングすることが股関節に良いという説明はできません。まして、**炎症主体診療の考え方だと、炎症のある股関節で筋肉が正常ではない人になぜ筋トレが有効なのかまったく説明ができません。**

現在、変形性股関節症に対して筋トレを勧める医師が多いと思います。その医師たちに筋トレを行うことの理由を聞いてみてください。きっと、筋力は強ければ強いほど良いという考えに基づく説明をされることでしょう。

松本深圧院には、ゴルフをしたいがために通っている患者さんもいます。私はその方に対して、「ゴルフはやめてください」と1回も言ったことはありません。それどころか、一緒にゴルフをしましょうと誘います。また、ゴルフを始めたいという方と一緒に練習をしたりします。しかしその一方で、筋トレを一切禁止させる患者もいます。その判断基準は「股関節痛がないこと」で、さらに言うと、**股関節内に炎症がなく股関節周囲の筋肉が柔らかい状態のときは運動を促し、その逆のときは運動を禁止している**だけです。

これは、患者一人ひとりの股関節の炎症と股関節周辺の筋肉の状態を詳しく知っているから指導できることです。この指導は、レントゲン写真を主に見て診察を行う骨主体診療では絶対にできません。患者の状態がすべて一緒だと考える医師は、すべての患者に筋トレを指導しています。しかし、患者の状態は一人ひとり異なり、個人差は大きいのです。このことは、皆さんにもご理解いただけると思います。

皆さん、筋力低下は股関節痛の原因ではありません。この病気で重要なのは、とにかく筋力を強くすることではありません。この病気には筋力が低下して当然な時期があるのです。実は、この考え方が理解できると、股関節が長持ちするのです。**股関節痛があるときのストレッチ法や筋トレ法と、股関節痛がないときのストレッチ法や筋トレ法はまったく異なる**ということです。

ここでは、股関節痛があるときの安全なストレッチ法の考え方を主に説明します。そして、どうしても筋トレを行いたいと考える方も多いので、股関節痛があるときの安全な筋トレの考え方について説明します。

安全なストレッチ法

ストレッチ法には、関節を動かす方法と、関節を動かさない方法があります。一般的なストレッチ法は股関節を動かしながら筋肉を伸ばすもので、これは主に股関節が正常な方が行う関節ストレッチ法です。ですが、皆さんは病気になっている股関節が痛いのですから、原因は何であれ股関節は動かさないほうが安全なのは明白です。

痛みを発している、筋肉の硬い部分は、直接ほぐすほうが効果的です。そして、この**股関節を動かさないストレッチ法こそが股関節痛があるときの安全なストレッチ法であり、股関節痛を軽減させることに有効な方法**なのです。

例えば、床に硬式テニスボールを置いて、その上に痛みのあるお尻を乗せてほぐすのは、非常に安全なストレッチ法です。２２２～２２３ページにご紹介しますので試してみてください。これがストレッチ法だとは考えたこともない方が多いのではないかと思いますが、筋肉の硬くなった部位の筋線維を直接ストレッチできますので、直接ストレッチ法と呼ばれます。

皆さんが自宅でほぐしやすいようになる道具をと、私は前著でもご紹介した「らっこ（楽股）ちゃん」を考案しました（購入方法は２５４ページ参照）。そしてその後、もも上げのときに主に働く腸腰筋やより深い部分をほぐせる「らっこちゃん２号」も作りました。このような道具で工夫をして体重をかける直接ストレッチ法を行い、ぜひ股関節圧迫を取り除いて軟骨細胞が減るのを防いでください。自骨手術を受けた方も

図37　腸腰筋の位置

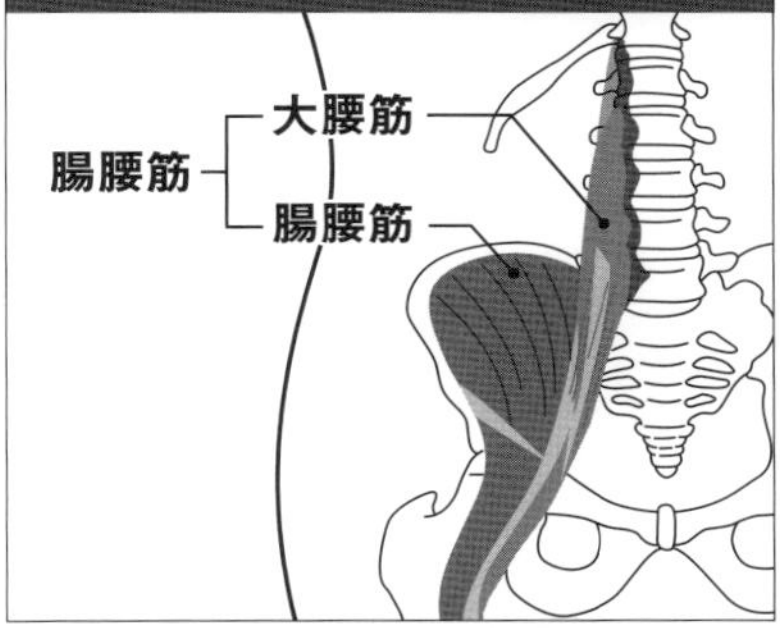

写真14　らっこちゃん・らっこちゃん2号

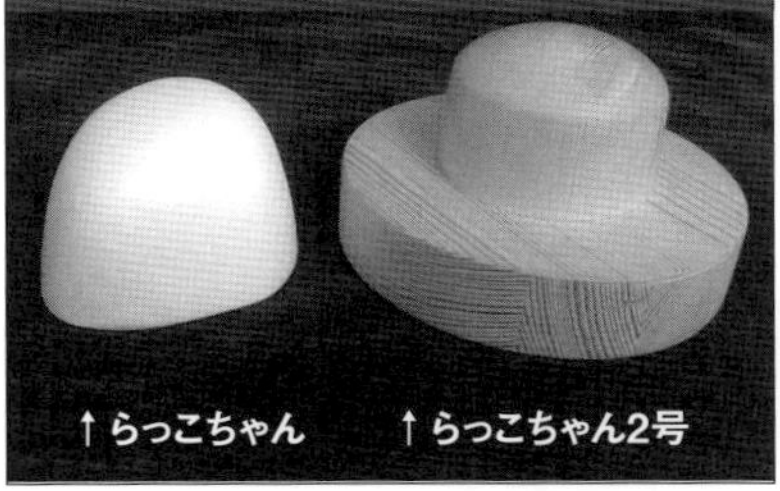

図38　テニスボールを用いた直接ストレッチ法

用意するもの　硬式のテニスボール１個
※刺激が足りないときはタオルを折ってボールの外側（刺激したい部分の逆側）に挟む。

基本のやり方　いずれも股関節が痛む側の刺激ポイントにテニスボールを当てて刺激する。1カ所につき2〜3分間行う。5つの中で特に痛みや気持ちよさを感じるものを重点的にやるとよい。

●腸骨の内側（腸腰筋）

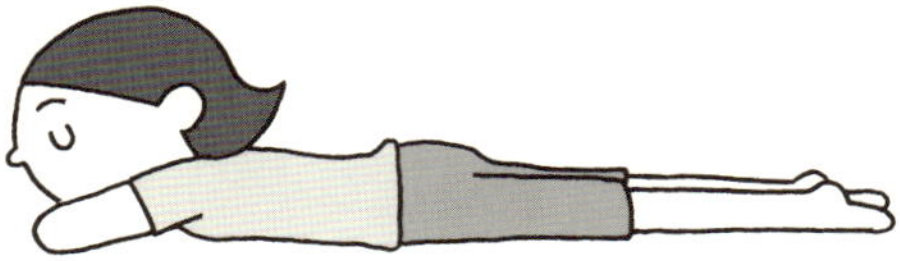

刺激するポイント

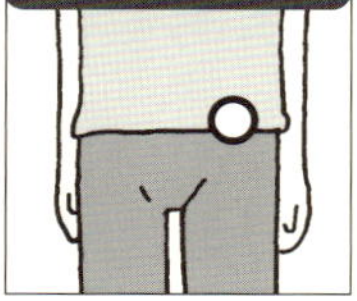

左右に出っ張っている腰骨（腸骨）の内側のくぼみ（へその斜め下）

刺激の仕方　うつぶせに寝て、股関節が痛む側の右イラストの位置にボールをはめ込むように差し入れる。その上に体重をかけて、腰全体を軽くゆらす。

●太ももの裏（ハムストリングス）

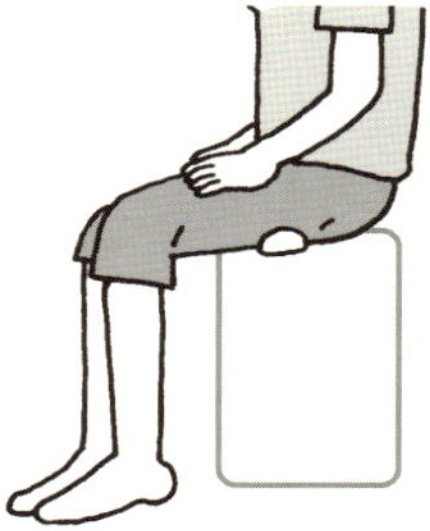

刺激の仕方　椅子に座り股関節が痛む側の足を浮かせて、右記の位置にボールを差し入れる。その上に体重をかけ、腰や足を軽くゆらすようにして刺激する。

刺激するポイント

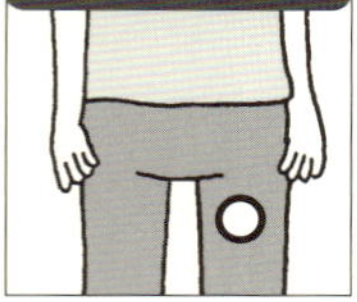

太ももの裏側のできるだけ足の付け根寄り

お尻（大殿筋）

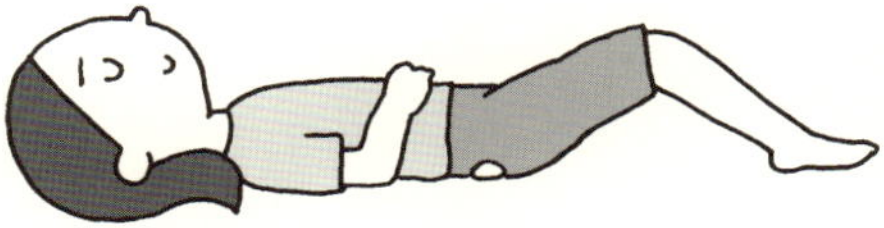

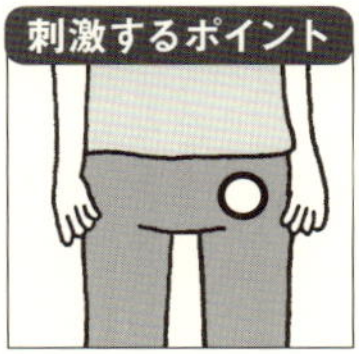

お尻のほっぺの真ん中

刺激の仕方

仰向けに寝て、股関節が痛む側の右記の位置にボールを差し入れる。軽く膝を立てボールを挟んだ側に意識的に体重をかけて軽くゆらす。

太ももの内側（内転筋）

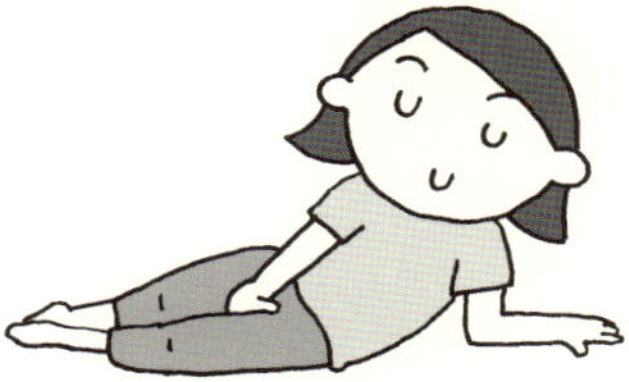

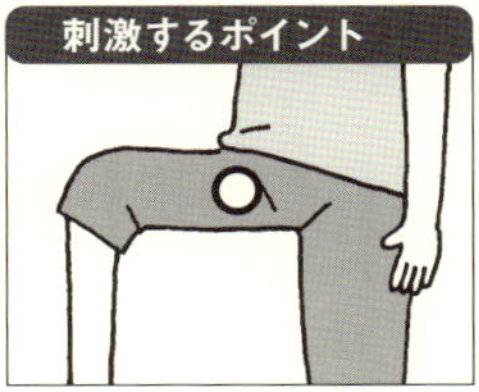

太ももの内側のできるだけ足の付け根寄り

刺激の仕方

股関節の痛む側を下にして横向きに寝る。両ひざを軽く曲げて上記の位置にボールを差し入れ、足の重さをかけて刺激する。ボールが動いたり刺激が足りなかったりする場合はボールを上から手で押さえて圧をかけるとよい。

鼠径部の下（大腿筋膜張筋、大腿直筋）

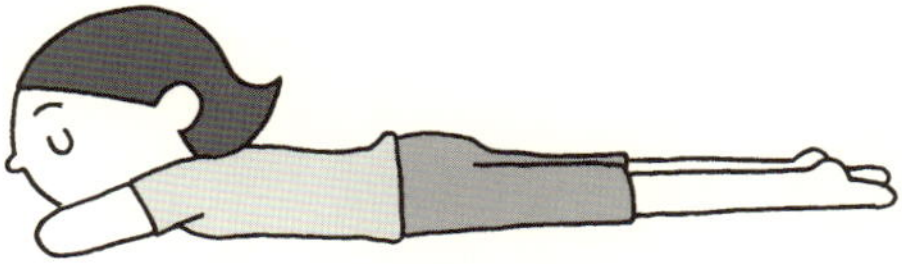

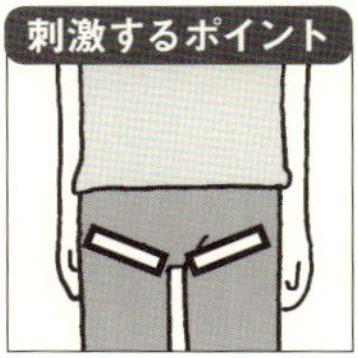

足の付け根のラインの下で、押して痛むところや気持ちのいいところ

刺激の仕方

うつぶせに寝て、股関節が痛む側の右イラストの位置にボールを挟む。その上に体重をかけて腰全体を軽くゆらす。

図39　「らっこちゃん」を用いた直接ストレッチ法

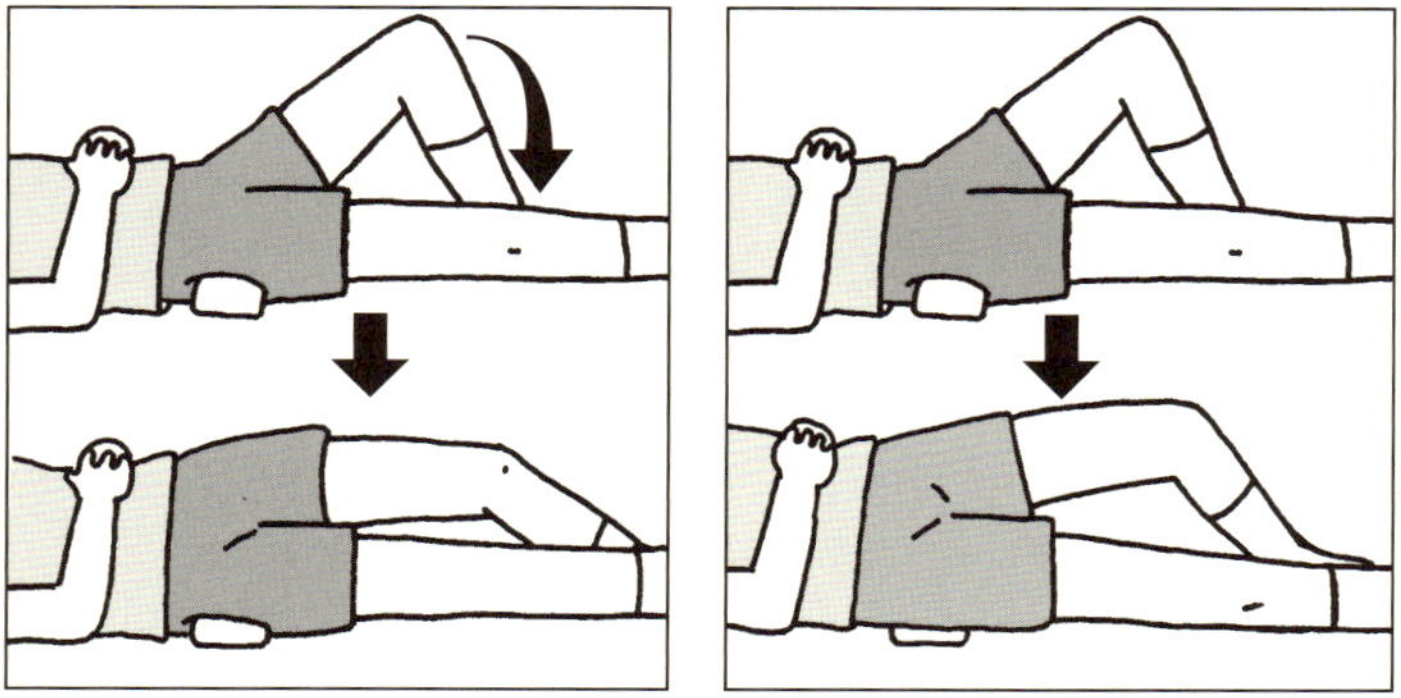

図のようにお尻の下（深層外旋六筋）に『らっこちゃん』を置き、仰向けに寝る。反対側の膝を軽く曲げて、内側にゆっくり倒して圧力を加える。

図のようにお尻の横（外転筋群）に『らっこちゃん』を置き、仰向けに寝る。反対側の膝を軽く曲げて、内側にゆっくり倒して圧力を加える。

同様です。人工関節手術を受けている方も、軟骨はすでに人工軟骨になっていますから、筋肉をほぐして異常な関節圧迫を取るということは、確実に人工軟骨への摩擦係数を減らし人工軟骨の長持ちにつながります。

これらは、筋肉をほぐすことで正常にするのに有効です。ここで言う正常とは、痛みがなく、筋力が十分発揮できる状態です。では、筋肉を正常化するとどのような効果が期待できるかを列記してみましょう。

●股関節痛が軽減する。
●もともと持っている筋力が十分発揮できるようになる。

●足に体重をかけられるようになる。
●筋力がつきやすくなる。
●無理がききやすくなる。
●股関節に加わる衝撃吸収力が向上する。

その結果、
●炎症の山を低く抑え、炎症が続く期間を短くできる。
●股関節が長持ちする。

つまり、**筋肉の正常化が股関節内環境を改善して皆さんの股関節を長持ちさせる基本**となります。意外と簡単な方法で股関節を長持ちさせることができるのです。難しく考え過ぎずに、シンプルに考えると心も楽になるのではないでしょうか。ぜひ、直接ストレッチ法で筋肉の正常化を試みてほしいと思います。深圧は、この直接ストレッチ法です。

屈曲拘縮の改善方法

また、自宅でも屈曲拘縮の改善を図ることができる方法があります。前著にも書いた股関節の伸展方向へのストレッチ法です。

図40　屈曲拘縮を改善するストレッチ

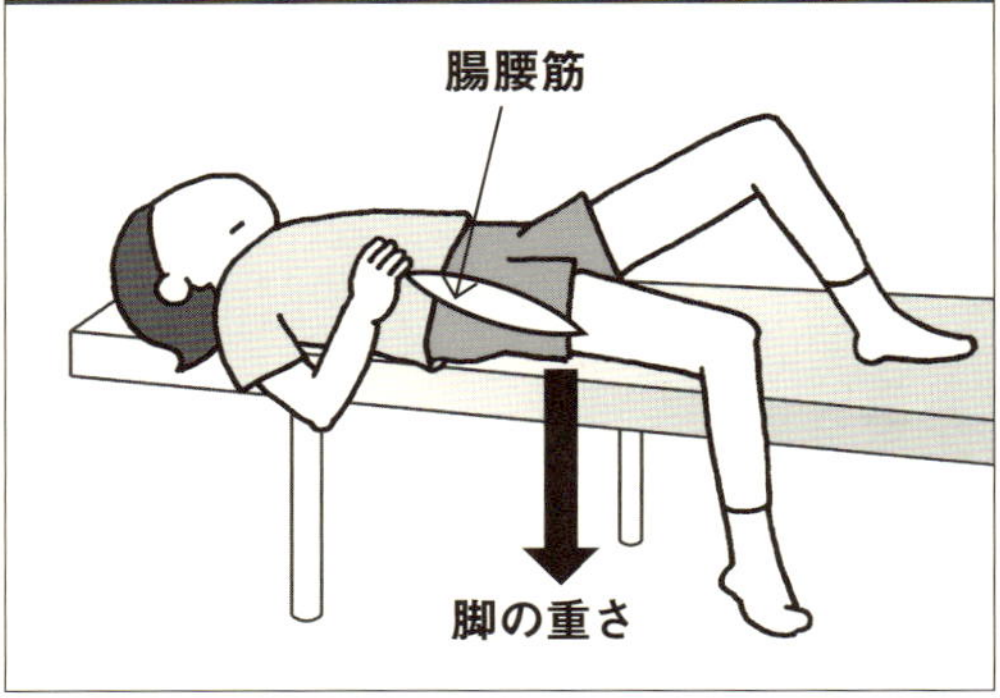

図40のように、ベッドの端に仰向けで寝て、ストレッチしたい足（痛むほうの足）をベッドから垂らします。このとき反対側の足は曲げておきましょう。ベッドから足を垂らすと、重力によって腸腰筋がストレッチされます。2～3分間続けてみてください。

股関節の屈曲拘縮の原因にはさまざまな原因があり、すべてがこの方法で解決するわけではありませんが、主に股関節内の炎症の影響を受けて縮んだ腸腰筋の短縮が原因であれば、徐々に改善すると思います。

屈曲拘縮には、筋肉の他に靭帯や関節包の硬化、関節包の骨盤側の付け根である関節唇が股関節に挟まれること（関節唇インピンジメント）、骨盤側の骨と大腿骨が直接当たること（股関節インピンジメント）などの原因が考えられます。しかし、股関節の屈曲拘縮はまず腸腰筋の短縮から始まりますので、この方法が有効な可能性は高いと考えています。

両膝を伸ばして仰向けで寝て腰が床から浮かない方には屈曲拘縮はないと思われますので、231ページの図43でご紹介するさらに難しい骨盤運動にトライしてみてください。

安全な筋トレ法

同様に、筋トレも股関節を動かさないで行う方法が安全です。筋肉は、関節を動かさなくても収縮させることができますし、鍛えることもできます。本や雑誌にはさまざまな筋トレ方法が載っていますが、その方法が股関節を動かしているかどうかで、自分に合うかを判断しなくてはなりません。さまざまな筋トレ法が雑誌やテレビで紹介された後には股関節痛が悪化する方が多いのが現状です。**筋トレといえば、必ず股関節を動かさなければ**

ならないという考えはもう捨てましょう。

関節を動かさないで筋肉を収縮させ、筋肉の持つ最大筋力を発揮させる方法を、等尺性収縮（Isometric Contraction）と呼びます。このような運動方法があることをご存じない方も多いと思います。筋トレと言うと、どうしても疲れるまで体を動かさないと意味がないようにお考えの方も多いと思いますが、それはもう20年前の考え方と言っても過言ではありません。

図41　安全な筋トレ「患側荷重法」

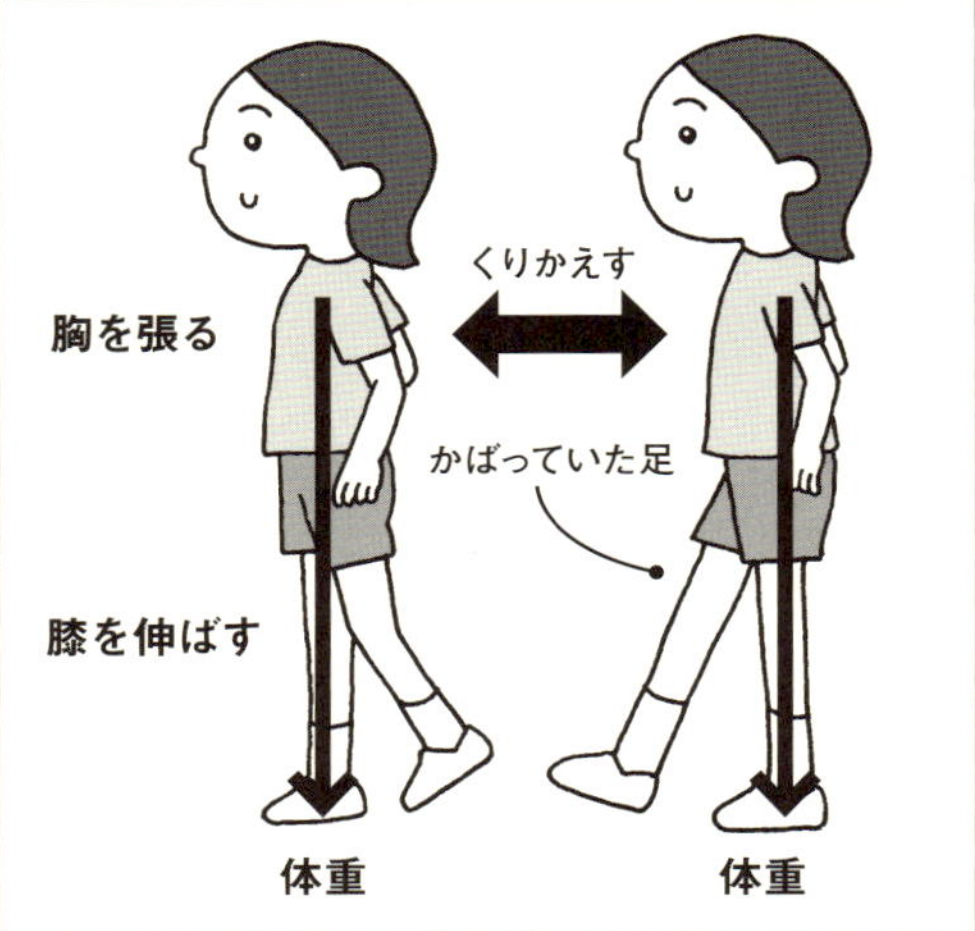

例えば、立った状態から、正常なほうの足のももを上げて床から離したとします。悪いほうの足で片足立ちをしている状態です。決して股関節は動かしていませんが、悪いほうの足に全体重がかかり、その筋肉群は必死に等尺性収縮を行って体重を支えることになります。両足を外側に軽く開い

て立った状態から重心を悪いほうの足にかけて立つ練習（患側を軸にした〝休め〟の姿勢）や、悪いほうの足を前にして両足を前後に開いて立った状態で、重心を前側の足にかけて立つ「患側荷重法」という非常に地味な筋トレ法が、股関節痛のある皆さんの股関節にとっては安全で有効な筋トレになります。

もうひとつ皆さんにご紹介したい筋トレが、腹筋群や背筋群などの体幹を鍛えるものです。股関節が悪いと骨盤が前倒しになって腹筋を使いにくくなる方が多く、主に腹筋群の強化のために体幹筋群を鍛える必要があるのです。股関節をほとんど動かさずに骨盤を動かして体幹筋を鍛える方法として、骨盤体操をご紹介しましょう。これらは寝てやるとやりやすいので、読者の皆さんもほとんどの方ができることと思います。

Aの体操は、骨盤の上下の傾きを改善させる運動です。この体操では、骨盤の上下の動きを改善させるとともに、体幹筋のひとつで骨盤を挙げる働きのある腰方形筋《ようほうけいきん》の強化につながります。

Bは、骨盤の前傾と後傾の動きを出すための運動です。屈曲拘縮のある方でも、膝を曲げて行うこの方法なら、骨盤の動きを高めて体幹の筋力を鍛えることができるのです。さ

図42　骨盤体操A〜C

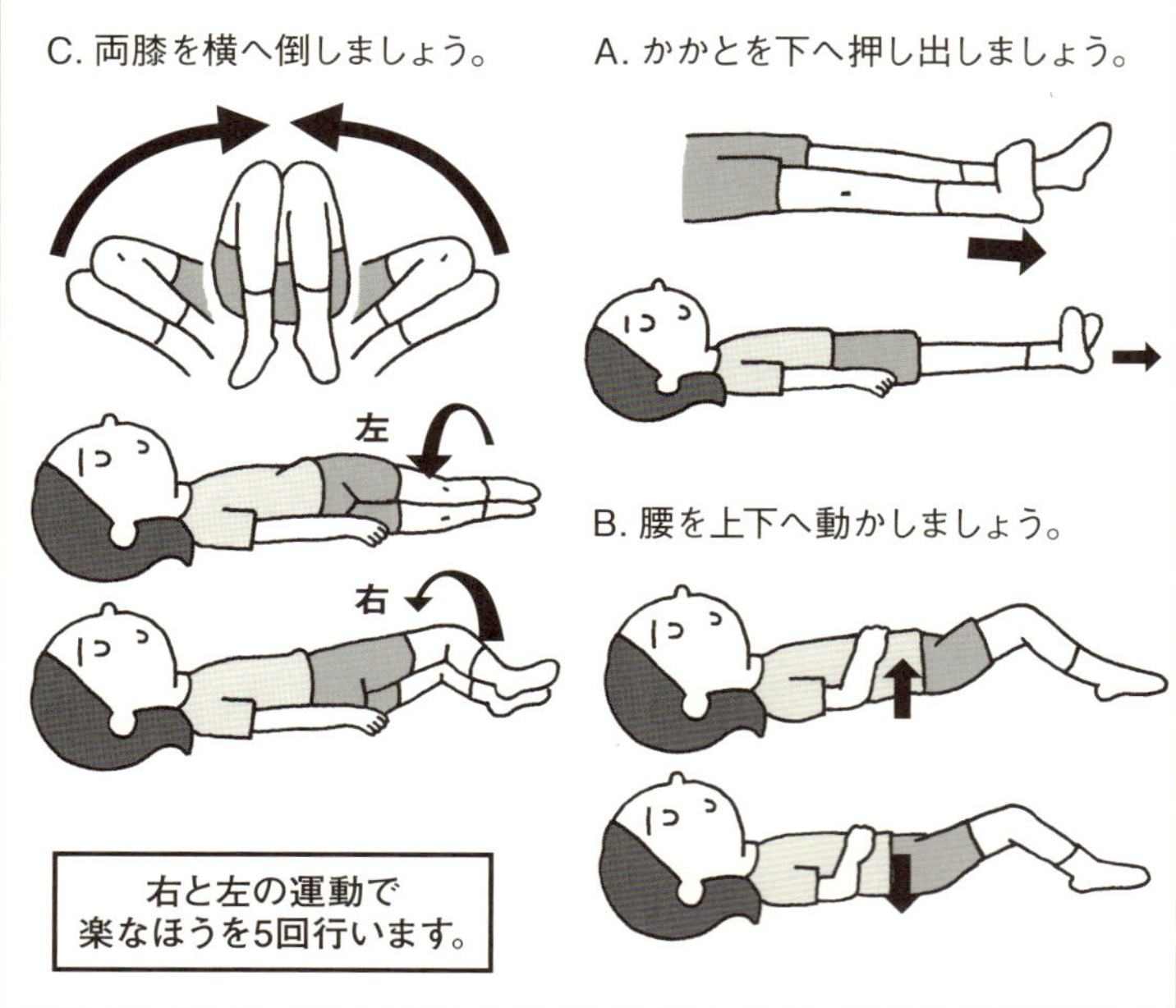
C. 両膝を横へ倒しましょう。
左
右
右と左の運動で
楽なほうを5回行います。
A. かかとを下へ押し出しましょう。
B. 腰を上下へ動かしましょう。

らに、図43のように足を伸ばしても痛みなく楽にできる方は、立ってやってみてください。立って行っても痛みなく楽にできる方に限り、歩くときにも骨盤を後傾させて腹筋に力を入れたまま歩くようにしてみてください。

Cは、骨盤の前後方向の傾きを直す運動です。まっすぐ立ったとき、左の骨盤が前にある場合は、骨盤の前後方向の傾きがあることになります。この体操は、骨盤の前後方向の動きを高め、腹斜筋というおなかの横にある筋肉の強化が期待できます。右骨盤が前に出ている場合は、左骨盤を前に出すように行うとよいでしょう。これは、座って左右に体をひねっても同じ効果があります。

これらの骨盤体操は、いずれも骨盤を動かすことによって体幹筋を鍛える体操です。体操が行いやすいように、「かかとを下に押し出す」「膝を横に倒す」「腰を床に押し付ける」

図43　骨盤体操Bの応用

①膝を曲げて腰を床に押し付けます。

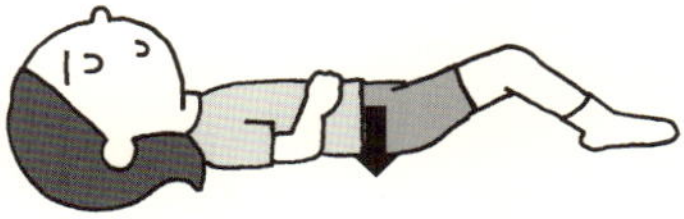

②①ができたら、膝を伸ばして痛みがなければ腰を床にしっかり押し付けてみます。

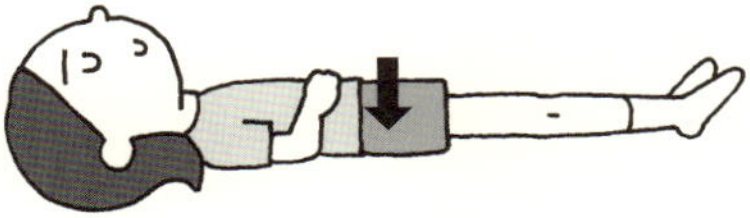

③②が痛みなくしっかりできた方は、立った状態で骨盤を後傾させて、腹筋を収縮させます。

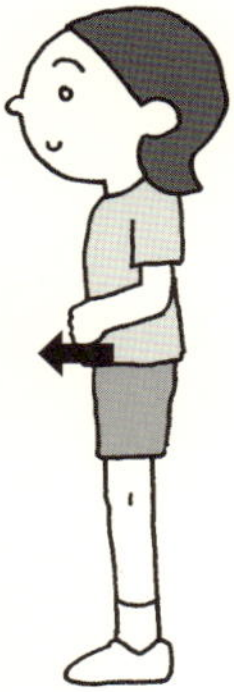

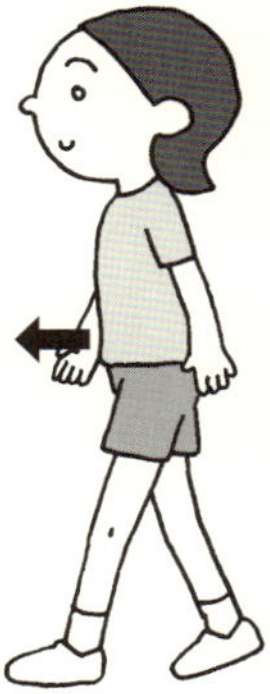

④③ができるようなら、骨盤を後傾させたまま歩き、腹筋を鍛えてください。あくまでも、この体操は痛みがない範囲で行うのが原則です。

などの説明をつけていますが、あくまでも骨盤の動きだけを意識して行ってください。

話が専門的になるので詳しい説明は避けますが、うまくできない場合、骨盤体操のＡでは股関節の外転障害が骨盤の動きを阻害し、Ｂでは股関節の伸展障害が骨盤の動きを阻害し、Ｃでは股関節の回旋障害が骨盤の動きを阻害します。骨盤や体幹の運動を行うには、股関節の可動域が準備されていなければなりません。また、負荷が大きい場合の骨盤と体幹の運動は、あくまでも炎症が弱くなっていて、筋肉の状態が良く股関節痛がない状態で行うことが前提となります。

現在、体幹筋トレーニングに関する本が多く出版されていますが、アスリート向けのものが多いようです。股関節痛が悪化しそうな内容の書籍が多いのが実際ですので、ご注意ください。

繰り返しになりますが、**股関節痛があるとき、股関節を動かす筋トレで痛みを取り去ろうと考えるのは基本的に間違い**だということを肝に銘じてください。人工股関節の手術をして股関節に炎症がなくなった方や、手術はしていないものの炎症の山を乗り越えて炎症がなくなった方は、股関節を動かすストレッチ法や筋トレ法を行っても大丈夫でしょう。

筋トレの前提はあくまでも筋肉が柔らかくほぐれていることであり、その筋肉の柔らかさをもたらす方法が深圧などの直接ストレッチ法なのです。私が直接ストレッチ法である深圧を続けているのはこのような理由からです。そして、痛みを取ったうえで生活の中での活動量を増やしながら日常生活筋トレを行うことを主として考えています。

深圧療法と炎症主体診療

私たちは、「深圧」というオリジナル療法で、皆さんと同じほうを向きながら施術・指導をさせていただいています。松本深圧院は、股関節専門です。手術は絶対にしないという方、いずれは手術をと考えているがそれまで長持ちさせたいという方、間もなく手術を受けるのでその前に筋肉の状態を改善しておきたい方、手術を受けたもののその後の経過が思わしくない方、手術を受けて快調なので長持ちのために定期的に筋肉の疲労を取りに来る方、再手術を避けるために股関節周りの状態を改善し、歩行の指導を受けたい方など、多くの方々にご利用いただいています。

股関節痛は一見、筋肉の病気が原因であるかのように皆さんの股関節周りに現れます。この股関節痛の真の原因を突き止めるために、私たちは施術を通して、本当に筋肉の病気が原因なのか、それともその黒幕として股関節関節包内に炎症が存在するのかを、患者の痛みの経過や効果の持続性を調べながら判断しています。

深圧施術後に即効性はあるものの持続性がない場合は、股関節痛の真の原因は股関節関節包内の炎症の可能性が高いと判断します。一方、効果の即効性があり、かつ持続的に痛みが出ない場合は、股関節痛の真の原因は筋肉だったと判断します。

しかし、数回施術しても効果の持続性がなく、股関節関節包内の炎症が原因ではないかと思われる患者のある筋肉を集中的に施術したところ、急に効果の持続性が現れることもあります。股関節周囲にある20本以上の筋肉の1本1本を施術しては患者の痛みの変化を確認し、股関節痛の原因筋を探し求めているうちに、このようなことが起きることも多々あるのです。3例ご紹介しましょう。

症例18……Rさん　40歳代　女性　未手術

1年前の結婚直後から、環境の変化もあったせいか左股関節痛を覚え始めました。痛む場所は、左鼠径部外側の上前腸骨棘の下でした。ここは大腿部の大きな3本の筋肉（大腿筋膜張筋、大腿直筋、縫工筋）が集中してくっついているところで、非常に痛みが出やすい場所です。この場所は股関節ではありません。骨盤の外側で、股関節の上外側になります。

最初の3回は、本人が痛みを訴える部位を主に施術しました。効果の即効性はありましたが、次回3週間後に来られたときにも同じように痛みを訴え、効果の持続性は見られませんでした。そこで、私は次のように考えました。

A．原因筋はいま施術している大腿部の大きな筋肉3本だが、まだ十分ほぐしきれてないのではないか？

B．原因筋は他の筋肉ではないか？

C．痛みは大腿部の大きな筋肉3本に出ているが、股関節痛の原因は股関節内の炎症ではないか？

集中的に3回施術していましたので、Aの可能性は低く、BかCを考えないといけないと判断し、4回目から施術プログラムを大きく変更しました。そのときにターゲットにした筋肉は、触診で強い痛みを感じた筋肉でした。その筋肉は内股にある薄筋《はっきん》と大内転筋《だいないてんきん》でした。つまり、3回目までは痛みを訴える大腿前面の上外側をターゲットにしたプログラムでしたが、4回目からは内股の後ろ側をターゲットに変更したのです。

Rさんは内股の後ろ側を痛がっているわけではないのに、施術効果は絶大でした。即効性があったのはもちろん、3週間後に来られたときも効果は持続していました。私は、この薄筋と大内転筋が股関節痛の原因筋だと判断して、それからは薄筋と大内転筋を主に施術しました。前面上外側の痛みが、内股の施術で完全に取れたのです。

これは、理論的には説明がつきませんが、股関節痛を感じる部位とはまったく反対側に存在している筋肉が原因筋ということもあり得るのです。多くの筋肉は、筋膜という膜でつながっていると言われており、内股の筋肉が発信している痛みの関連痛として股関節上外則に痛みが出ていたとしか考えられない経験でした。

その後、Rさんは妊娠して、無事に出産しました。産前は月1回の施術で経過を見ていましたが、無事に出産を迎えられた後も痛みがなかったので、しばらく施術を中止していました。

それから13年経過しました。現在は4カ月に1度の間隔で施術を続けています。その間、一時的に反対の足に痛みが出たことがありましたが、未手術のまま順調に仕事と子育てに励まれています。

症例19……Sさん　50歳代　女性　未手術

Sさんは、右お尻の横と鼠径部の痛みを訴えて来院されました。右お尻の横は股関節ではありませんが、鼠径部の痛みは股関節の位置と一致していました。

最初の5回は、痛みを訴えていた右お尻の横にある中殿筋、小殿筋、梨状筋《りじょうきん》を主に深圧を行いました。右股関節痛に即効性は見られましたが、歩くときに右股関節を後ろに十分反ることができないままでした。5回目の施術の3週間後にお見えになったときは、右股関節痛が戻っていました。深圧の即効性はあるものの、効果の持続性が見られない状態でした。そこで、私は次のように考えました。

A.原因筋はいま施術している右中殿筋、小殿筋、梨状筋だが、まだ十分ほぐしきれていないのではないか?
B.原因筋は他の筋肉ではないか?
C.痛みは右中殿筋、小殿筋、梨状筋に出ているが、股関節痛の原因は股関節内の炎症ではないか?

6回目から、鼠径部にくっついている右腸腰筋を集中的に深圧しました。7回目にお見えになったときに、股関節痛は劇的に改善し効果が持続していました。また、股関節が後ろに反りにくい歩き方にも改善が見られました。そこで、Sさんの股関節痛の原因を右腸腰筋に絞り込み、その後は右腸腰筋を主とした深圧を行いました。

その後、お尻の横の痛みが時々出ましたが、現在歩き方はほぼ正常に戻り、杖を使うことなく仕事やプライベートで海外にも行けるようになりました。この方は、当院に来られる前に手術を勧められていましたが、十分手術を避けられるレベルまで改善されたと考えています。

症例20……Tさん　50歳代　女性　未手術

Tさんは、20歳代から右股関節に痛みを感じていました。右股関節の骨の状態は末期で、病院で手術を勧められていました。右股関節の曲がりが悪く、右お尻の横から大腿部前面上外側の痛みを訴えていました。右足は左と比べて1・5㎝短い状態でしたが、本人は歩く際に脚長差を感じていませんでした。

右股関節の曲りは90度（正常は120度）、後ろに反らす動きは0度（正常は20度）でした。歩行時は、左足を前に出すときに右股関節の前面に痛みがありました。

まずは、右腸腰筋、梨状筋、中殿筋を中心に、深圧を3回行いました。4回目に来られたときに効果を確認すると、歩行時の右股関節前面の痛みが残っていました。また、右お尻の横から大腿部にかけての痛みは弱くなっているものの、効果の持続性があまりない状態でした。

そこで、私は次のように考えました。

A.原因筋はいま施術している右腸腰筋、梨状筋、中殿筋だが、まだ十分ほぐしきれてないのではないか?

B.原因筋は他の筋肉ではないか?

C.痛みは右お尻の横から大腿部前面上外側に出ているが、股関節痛の原因は股関節内の炎症ではないか?

「股関節内に炎症があるのかもしれませんね」と言いながら、5回目に深圧プログラムを変更し、お尻の下側にある双子筋《ふたごきん》と仙結節靭帯《せんけっせつじんたい》を集中的に深圧してみました。

この場所を痛がっているわけではありませんでしたが、股関節が後ろに反るときに股関節の前側の腸腰筋が伸ばされて痛み、そのときにお尻の下のほう（股関節の裏側）にも負担がかかっている可能性があると考えて、深圧のターゲットとする筋肉を変えてみました。

2週間後、本人からメールが来ました。そこには「今回は調子いいです！」と書かれていました。深圧の効果が2週間持続するということは、双子筋と仙結節靭帯が股関節痛の原因筋だったと考えられました。

現在、杖を使わず仕事もできて、手術を避けられる段階まで股関節痛は改善しています。しかしまだ十分に痛みをコントロールできていないので、双子筋と仙結節靭帯を主に施術して、もう二度と股関節痛が悪化しないように管理しながら、股関節の曲がりと反りの可動域を改善させることを目的に深圧を行っています。

以上の3症例のように、最初はなかなか原因筋を見つけられず、数回プログラムを変更した末、やっと原因筋が見つかることがあります。また、一見ある動作に関連性がないと考えられる筋肉であっても、その動作を邪魔する筋肉があることがあります。私はこれらを「邪魔筋」と呼んでいます。これは、大学病院に勤務していた頃には想像もつかなかった現象です。

例えばももの上がりが悪いときには、股関節を曲げる働きのある腸腰筋の働きが悪いと考えるのが一般的です。

ところが、腸腰筋の状態を改善させても、ももの上がりが改善しないことがあります。このようなときに、ももの上がりという動作とさほど関連がないと思われるももの内側にある内転筋やお尻の外側にある外転筋の施術を行うと、急激にももの上がりが改善することがあります。このような邪魔筋の存在が、変形性股関節症の治療を難しくしている面があります。

しかし、施術の効果がなかなか出ない患者に、プログラムをいろいろと変更しながら施術を続け、邪魔筋を発見できたときには、ご自身に実感していただけたうえに私も非常にうれしい気持ちになります。変形性股関節治療は、運動学に単純に従うものではないという側面もあることを、患者の皆さんだけでなくプロの方にもご理解いただければうれしいです。

深圧でどんどん持続的効果が出るのは炎症後期か、すでに炎症がなくなっている時期です。まだ炎症が強い炎症前期〜炎症最大期には、深圧の効果の持続性がほとんどありません。しかし、この炎症が強い時期に深圧を行うことには大きな目的があります。

1．股関節痛や動作の悪化予防
2．股関節関節可動域の悪化予防
3．炎症の低減化および短期化
4．筋肉の痛みを抑えた状態で、痛むほうの足への荷重法の指導（患側荷重法）

この時期は、まさに坂道を転げ落ちている方を坂の下側で受け止めるという段階です。つまり、悪化予防と炎症後期への準備の時期なのです。炎症前期には、痛みを十分にコントロールするのは無理ですが、この時期にこそ深圧によって、きたるべき炎症後期に備えなければなりません。

炎症後期になれば、徐々に動けるようになります。特に筋トレをしなくても自然と活動量が増えますので、深圧で疲労の蓄積を取り除きつつ、正しい姿勢や使い方の指導を行うように心がけています。松本深圧院では各スタッフが股関節を専門として深圧療法を主に行っていますが、他の指導まで指導法を完全には統一していません。各スタッフで得意分野が異なるのでそうしているのですが、各スタッフが異なる視点から総合的に患者を診ることができると考えています。

また、基本的には担当性ですが、あくまでも患者主体の担当性ですので、患者さんが希望したりご了承いただけたりした場合は、ひとりの患者さんを数人のスタッフで診ることもあります。そうすることによって、患者さんを複数の視点から総合的に診ることができると考えています。

股関節でお悩みの方は、小さなことでもスタッフにご相談ください。

おわりに

目の前に股関節痛で悩む患者さんがいたとき、治療のプロフェッショナルはどのような対応をとればいいのでしょうか。診断名を告げて、変形の具合を悲観的に説明し、悲観的な未来の予測を占い師のように告げて、薬を出すのが医療の根本的な考え方でしょうか。目の前に股関節痛で悩む方がいれば、その股関節痛をその場で取り去ろうとするのが第一段階の治療ではないでしょうか。

残念ですが、股関節痛の原因が軟骨や骨にあると考える骨主体診療を行う医師には、その場で股関節痛を取ろうとする考えすら浮かばないことでしょう。軟骨や骨は、その場で治療できるものではないからです。

それに対し、股関節痛の原因が関節包の炎症や筋肉の病気によるものと考える炎症主体診療では、まず炎症を抑える治療やその場で筋肉の痛みを抑える治療が可能となります。

そして、治療を繰り返して経過を観察していく中で、患者が希望すれば手術の検討に入ればいいと思うのです。手術はあくまで最終手段であるべきです。その場での治療を放棄し、「痛くなったらまた来てください」という放置診療こそ、〝進行性〟の原因になっていると私は考えています。

私は手術に否定的ではありませんし、手術を希望する方にはその患者に合った病院を紹介しています。大きな問題が存在するのは、手術という治療法の前段階です。治療法選択の根拠となる診察法にあると考えています。つまり、診察で導き出される股関節痛の原因が間違っていれば、治療法も間違えることになるのです。その診察と治療の関係を、現在主流の骨主体診療から炎症主体診療に変えるべきだというのが、私が本書を著した最大の目的です。

本書では、20人の方々の症例を通して、股関節痛はどんどん進行して悪化していくものではないという証拠を示しました。その証拠を示すに当たり、治療者サイドの主観ではなく、患者本人の主観による数値で示されるVAS法（Visual Analog Scale method）という方法を用いました。股関節痛は〝進行性〟を意味する右肩上がりの経過を示すのではなく、炎症の山の経過に従う放物線状の経過を示すのです。

股関節痛は表面上ほぼ１００％、筋肉の痛みとして膝や腰や股関節周辺に現れますが、その陰に隠れた黒幕として存在する炎症の強弱が皆さんの股関節痛の主な個人差となるので、程度も経過も一人ひとり異なるのです。

炎症の山の経過の中で、骨の変形は炎症のピークまでに修復が終わり、その後は安定して変化せず、骨の変形も進行性ではないことを説明してきました。骨の変形は進行期から末期に進行するのでなく、修復期から安定期に向かうのです。

現代の医療現場では、根拠に基づく医療（ＥＢＭ：Evidence-Based Medicine）を行っていると言われていますが、私には大きな疑問です。その場での治療を放棄した、何をやっても進行するという考えのもとに築かれたＥＢＭではなく、股関節内環境を改善したうえに築かれたＥＢＭでないと、信頼性の高いＥＢＭとは言えないと考えます。

手術後にも同じことが言えます。手術後の状態をいかに長持ちさせるかという努力を放棄したＥＢＭだからです。日常生活上の注意点を指導して、あとは運任せ的な現状を打破しないといけないと私は考えています。

前述のように、骨主体診療には誤診の可能性が含まれています。レントゲンには写らず、痛みを感じる神経が豊富な股関節関節包や筋肉の状態をもっと並行して診察しないと、正しい診察とはなりません。原因は何であれ、人工股関節手術を行って結果さえ良ければそれで問題は解決するというのが現状のように思えてなりません。この現状がＥＢＭと言えるでしょうか？

私の経験上、明らかに人工股関節手術を回避できる患者さんの場合でも、この病気が進行性だと考えている医師たちは、「この患者の股関節は、いまはまだ比較的いいとしてもいずれ悪化するのだから、早い時期にやったほうがいい」と手術を勧めていました。

骨主体診療から炎症主体診療へと医療現場が変化していかない限り、患者には選択肢もなく誤った治療法が選択される可能性があるのです。今後、骨主体診療から炎症主体診療へと変化していくために必要な手段は２つあると私は考えています。

まず１つ目は、私たち治療者サイドで診療方法が変わるように努力することです。そして、２つ目は、患者自身が勉強をすることによって、現代医療での骨主体診療に対する不満や疑問を現場の医師に直接訴えていくことです。

この２つのうちどちらに大きな力があるかというと、私は後者のほうだと信じています。まずは皆さんが自分の体を守るために勉強をして、骨主体診療に対する不満や疑問を現場の先生に直接訴えていただきたいと思います。皆さん、よろしくお願いいたします。

患者主体の診療方法を考えたときに、患者の痛みの原因を追求することが必須となり、そのためにはどうしても骨や軟骨以外の診察が必要になります。炎症主体診療を行うことは、結果的に誤診の予防や患者の痛みの理解に役立ちます。

現在、日本国内の１年間の医療費は38兆円と言われています。そして、今後ますます増加の一途をたどると予測されています。この問題が顕在化して長い時間が経ちますが、最近になってようやく医療費の無駄が見直されつつあるというのが現状です。

図44　概算医療費の推移

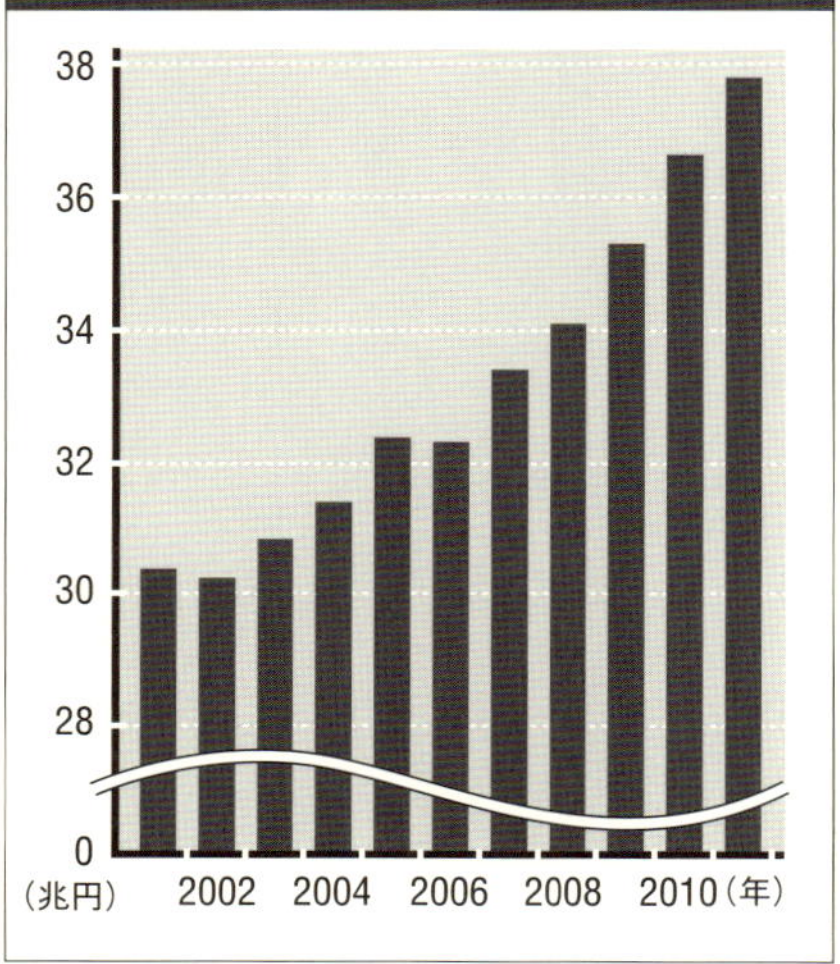

医療者側から考えた際に、骨主体診療を続けることが経営的に役立つのは事実でしょう。現在の医療保険システムがそのようになっているからです。人工股関節手術の場合、諸条件によって異なりますが、手術にかかる総医療費は片足手術の場合で２００万～２５０万円と言われています。もちろん、この金額がすべて病院自体への収入ではありませんし、さまざまな制度によっ

て患者の自己負担額が少ないのは日本が誇るべき良い点ですが、医療費として国民の医療保険代から支払われる費用であることに相違はありません。だから手術数を減らせということを私は言いたいのではなく、あくまでも手術は最終手段であって、その前に患者に医療費を安く済ませられる選択肢があってしかるべきだということを訴えたいのです。

本書でもご紹介したように、東京の日産厚生会玉川病院では、人工股関節手術が股関節痛に対して効果があるかの鑑別診断を行い、股関節包内の問題で股関節痛が出ていると判断された場合にのみ人工股関節手術を行っています。もしも股関節痛の原因が股関節包外の問題であると検査で判断された場合は、基本的に人工股関節の手術を行いません。この検査法は、患者さんにとっても良いことですし、無駄になるかもしれない手術を減らすことにも役立つと考えます。そういう意味で、医療費の無駄をなくすためにも炎症主体診療が主として行われなければならないと考えています。

患者の皆さんの中にも、炎症主体診療の重要性に気づく方が増えつつあります。まず、患者自身が骨主体診療に満足することなく、炎症主体診療の重要性を理解できれば、整形外科医師の考え方にも徐々に変化が出てくると思うのです。

一方、前著にも書いたように、私は、骨はもちろんのこと関節包や筋肉、神経、靭帯もしっかり診ることができ、股関節に特化しさまざまなサービスを完備した総合股関節センターをつくりたいと考えています。もちろん、メインは医師のいるクリニックです。

さらに、この1年間で少し考え方が変わってきました。これからの患者には、はじめは内科や麻酔科（ペインクリニック科）を受診するという選択肢があり、手術を考えたときに初めて股関節専門の整形外科病院を受診すればいいのではないかと考えるようになっています。

まずは、股関節痛のような痛みの除去に秀でている医師を探し、手術を希望される患者に安心して紹介できる病院と連携できれば、患者主体の施設になるのではないかと考えつつあります。総合股関節センターの医師は、整形外科医以外の医師にも視野を広げて探していきたいと考えています。きっと縁あって、炎症主体診療で皆さんに選択肢を与えてくださる医師が見つかると確信しています。

私を含めた松本深圧院グループのスタッフは、今後も皆さんと末長く付き合う覚悟で施術や指導に当たり、皆さんの股関節を長持ちさせるよう尽力します。これからも、骨主体診療よりも炎症主体診療のほうが重要だということを訴えていきます。この本が、患者である皆さんが炎症主体診療の重要性を理解するのにお役に立てたらうれしいです。

炎症主体診療が理解できると、皆さんの股関節は長持ちします！
そして、炎症主体診療が理解できると、股関節痛は怖くない！

２０１４年５月

松本正彦

《お問い合わせ先》

松本深圧院　info@shin-atsu.com

《らっこ（楽股）ちゃん購入について》

松本深圧院　http://www.shin-atsu.com/shop/rakko.html

デザイン／小栗山雄司

イラスト＆ＤＴＰ／平林弘子

編集協力／寺林真規子

「炎症の山」記入シート

過去10年間で一番痛かったと思う年の痛みを100として、その年と比較して各年の痛みを振り返って点数をつけます。

まだ現在の自分の位置が分からないという方は、炎症のピークを迎えていないと考えられます。

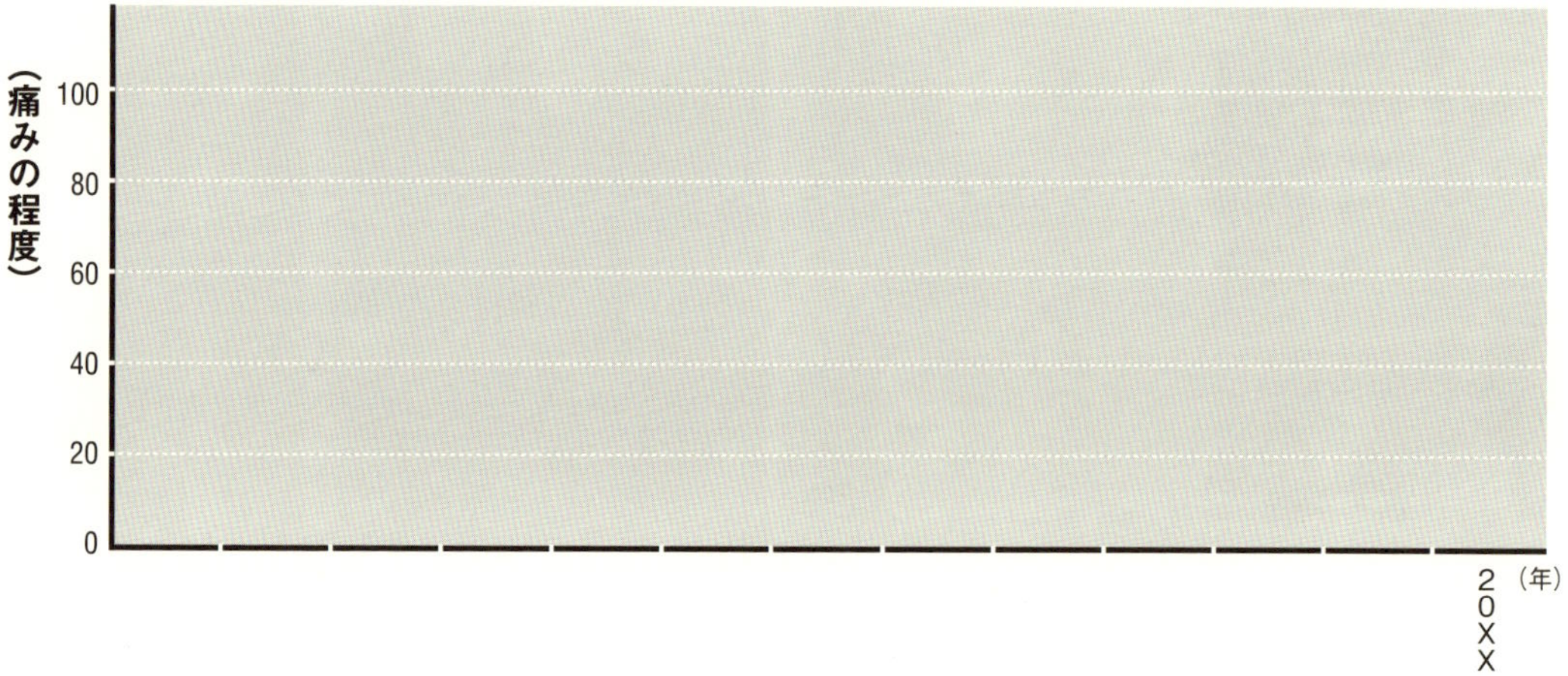

●炎症のピークをまだ迎えていない方

炎症の山の向こうには炎症後期が待っています。今は筋力が低下してもいい時期。痛む部位の筋肉を徹底的にほぐし、必ず楽になることを信じて炎症のピークを乗り越えましょう。

●炎症のピークをすでに過ぎた方

炎症の山を過ぎたら、悪いほう(患側)の足に意識してしっかりと体重をかけることが重要。疲労をためないよう筋肉をほぐしながらどんどん活動量を増やしましょう。

松本正彦（まつもと・まさひこ）

1958年和歌山県龍神村生まれ。'82社会医学技術学院卒。理学療法士、柔道整復師。向英会高田整形外科病院（埼玉県）および埼玉医科大学附属病院に18年間勤務後、健心整骨院院長を務める。股関節の専門となり18年。現在、東京・名古屋・大阪に股関節専門・松本深圧院を開院、総院長として治療のかたわら深圧の全国普及に努める。

松本深圧院グループのご案内　http://www.shin-atsu.com

◉ル・サロン銀座
03-3562-2777　http://www.ms-ginza.com

◉松本深圧院名古屋
052-908-2690　http://www.shin-atsu-nagoya.com

◉松本深圧院大阪
06-6319-9686　http://www.ms-osaka.com

股関節はもっともっと長持ちする

2014年6月1日　初版発行

著　者　松本正彦
発行者　佐藤俊彦
発行所　株式会社ワニ・プラス
〒150-8482　東京都渋谷区恵比寿4-4-9　えびす大黒ビル7F
電話　03-5449-2171（編集）

発売元　株式会社ワニブックス
〒150-8482　東京都渋谷区恵比寿4-4-9　えびす大黒ビル
電話　03-54492711（代表）

印刷所　大日本印刷株式会社

　ISBN978-4-8470-9242-8